AF403972

BULLETIN

DE

L'ACADÉMIE ROYALE DE MÉDECINE

DE BELGIQUE

EXTRAIT

La déportation des civils flamands en 1916.
— Considérations médicales. — Première
série de deux cents cas soignés à l'Hôpital
Saint-Pierre, par MM. les docteurs Paul
VANDERVELDE, professeur de clinique mé-
dicale à l'Hôpital Saint-Pierre, et Gaston CAN-
TINEAU, médecin adjoint à l'Hôpital Saint-
Pierre de Bruxelles.

BRUXELLES
GOEMAERE, Imprimeur du Roi, Éditeur
21, rue de la Limite,

—

1919

1. LA déportation des civils flamands en 1916. — Considérations médicales. — Première série de deux cents cas soignés à l'Hôpital Saint-Pierre ; par MM. les docteurs Paul VANDERVELDE, professeur de clinique médicale à l'Hôpital Saint-Pierre, et Gaston CANTINEAU, médecin adjoint à l'Hôpital Saint-Pierre de Bruxelles.

AVANT-PROPOS.

> Lorsque les prisonniers ennemis retourneront par centaines de mille dans leurs patries, ils pourront dire à leurs compatriotes que l'Allemagne n'est pas un pays barbare.
>
> (SCHEIDEMANN, 19 mars 1915.)

> Les citoyens belges n'ont rien à craindre de la part des troupes et de l'autorité allemandes.
>
> (Feld-maréchal VON DER GOLTZ, oct. 1914.)

Au cours de l'année dix-neuf cent et dix-sept, l'autorité occupante a envoyé dans les hôpitaux de Bruxelles un nombre considérable d'ouvriers belges qu'elle avait déportés de leurs foyers, pour les soumettre au travail forcé (1) derrière le front, dans les provinces envahies du Nord de la France. Deux cents de ces malheureux ont été admis dans notre service de l'hôpital Saint-Pierre, entre le 6 et le 7 juillet de cette année.

(1) Les chômeurs qui, jusqu'ici, ont laissé passer toute occasion d'obtenir du travail, seront, sur les ordres de Son Excellence Monsieur le Gouverneur général, obligés dans la suite de travailler et, en cas de refus, par la force.

(VON HUENE, novembre 1916.)

Nous résumons dans ce travail les résultats de nos examens cliniques. On nous pardonnera si nos observations sont souvent incomplètes : on voudra bien tenir compte des conditions difficiles que nous avons subies : notre service regorgeait de malades : presque tous nos collaborateurs, assistants et élèves, se trouvaient dans les rangs de l'armée ; les laboratoires étaient désorganisés ; les instruments de recherches, acquis pour la plupart en France et en Allemagne, ne pouvaient être renouvelés ou convenablement réparés. A Bruxelles sévissaient les réquisitions de toutes sortes : cuivre, laiton, étain, caoutchouc...

En dépit de ces lacunes, en dépit de mille entraves, nous avons recueilli quelques documents qui nous semblent dignes d'intérêt. S'il veut parcourir ces notes le monde médical apprendra comment la puissante Allemagne a traité nos pauvres frères de Flandre (1), ces « bas Allemands », ces « Germains » dont Berlin poursuit imperturbablement, sans sourire, le bonheur et la libération.

Nous nous garderons, dans cet exposé, de toute appréciation violente, de tout terme offensant ; nous raconterons simplement ce que nous avons eu l'occasion de voir et d'entendre.

Il n'entre d'ailleurs pas dans nos intentions de faire l'histoire détaillée des tortures physiques et morales que les Allemands ont infligées à nos compatriotes ; nous nous contenterons de relater les faits qui nous paraissent indispensables à la compréhension des symptômes cliniques ; nous entendons faire œuvre de médecins. Il appartiendra à d'autres de dresser le bilan social de la déportation ; un travail de cet ordre sera le fruit d'une longue et patiente enquête ; il exigera des moyens d'investigation précis et étendus ; ces moyens nous font défaut à nous qui vivons dans l'atmosphère étouffante d'une ville occupée.

Décembre 1917.

---

(1) Parmi les deux cents déportés, nous comptons cent et quatre-vingt-neuf Flamands.

CHAPITRE PREMIER

HISTOIRE DE LA DÉPORTATION

Déportation et chômage. — Situation familiale des déportés. — Age et état de santé. — Convocation et ralliement. — Voyage. — Lieu de déportation. — Travail et salaires. — Logement. — Soins corporels. — Peines corporelles. — Régime alimentaire. — Durée de la déportation. — Tentatives d'évasion. — Epidémies.

Déportation et chômage. — L'armée d'occupation affirme qu'elle n'a déporté que des chômeurs.

Il est exact que la majorité des déportés étaient réellement des chômeurs: mais il est également certain qu'un nombre respectable d'entre eux travaillaient normalement à l'époque de la réquisition. Il suffit, pour s'en convaincre, de consulter le tableau ci-dessous, lequel indique les professions exercées par nos compatriotes :

Statistique. — Parmi cent déportés on compte :

Ouvriers de l'industrie textile. . .	38
Ouvriers agricoles	28
Ouvriers du bâtiment	11
Briquetiers	6
Employés aux chemins de fer belges.	3
Métallurgistes	3
Mineurs , ...	2
Autres professions	9

Nous concédons volontiers que les ouvriers de l'industrie textile avaient cessé le travail, depuis des mois, au moment où les Allemands procédèrent à l'enlèvement des civils flamands. Mais quelqu'un oserait-il soutenir sérieusement que les vingt-huit ouvriers agricoles étaient des chômeurs ? Tout le monde sait que le travail des champs n'a pas cessé d'être intense dans toute la Flandre occupée, pendant les trois premières années de guerre. S'il y avait eu des chômeurs, on les eût employés à remplacer au labeur des champs. les nombreux Flamands qui se battaient dans les rangs de l'armée belge.

La rubrique « autres professions » mérite de retenir l'attention ; nous y relevons des indications curieuses.

Van Loocke, Maurice, de Gand, est marchand de fourrages ; il se trouve dans une situation de fortune aisée ; il a été déporté pour avoir refusé de faire des livraisons à l'armée allemande.

Delaere, Edmond, de Courtrai, est propriétaire de plusieurs immeubles ; il a été arrêté — il ignore encore pourquoi — au moment où il regagnait son domicile.

Hanssens, Georges, de Lens, est aubergiste et négociant en vins et liqueurs ; ses affaires étaient prospères. Hanssens ne sait pas pour quelle raison il a été déporté.

Sont-ce là trois chômeurs ?

Situation familiale des déportés. — La réquisition d'hommes s'est effectuée sans que l'on ait égard à la situation familiale de ceux que l'on arrachait à leurs foyers.

La famille Vandevelde, de Gavere, compte quatre fils : trois sont soldats au front belge ; les Allemands déportent le quatrième.

Le ménage Vercauter, d'Autryve, a cinq fils : l'un est soldat ; l'armée occupante s'empare des quatre autres.

On enlève d'ailleurs indifféremment les célibataires, les hommes mariés, les veufs. Ainsi, parmi les cent premiers arrivés, nous notons :

Mariés, avec enfants	46
— sans enfants	2
Veufs, avec enfants	2
— sans enfants.	1
Célibataires, soutiens de veuves.	7
Célibataires.	42

Parmi les déportés mariés, deux attendaient la naissance imminente d'un enfant ; la femme d'un troisième était moribonde.

Porcke, Emile, de Haeren, a six enfants ; Hertog, Alphonse, de Gand, Roels, Camille, de Uytbergen, Verstraeten, Raymond, de Vurste, en comptent le même nombre; Decke, Théophile, de Moerzeke, en a cinq.

Et tous ces malheureux ont ignoré pendant des mois les mesures que l'armée d'occupation avait pu prendre, pour assurer le sort de leurs familles.

Age et état de santé. — On a déporté des gens de tous âges (1); il en est qui ont dépassé la cinquantaine. De même, on n'a tenu aucun compte de l'état de santé.

Vandenkerckhove, Florimond, était convalescent de pneumonie.

Schamps, Pierre, de Gavere, portait depuis des années une volumineuse hernie inguinale; il en était de même pour De Trooz, Franz, de Gand; Vandertaele, Louis, de Ninove, avait une hernie ombilicale. Les porteurs de hernies étaient d'ailleurs nombreux : Blankaert, Alphonse, de Laerne; Demoor, Jean, de Gand, etc.

Vanderstraeten, Alphonse, de Mont-Saint-Amand, était atteint d'aortite; Vandevelde, Polydore, de Gand, d'endocardite chronique.

De Winne, Paul, de Wetteren, présentait une atrophie d'un membre inférieur, consécutive à une poliomyélite infantile.

On a emmené un grand nombre de tuberculeux; deux ont succombé à l'hôpital Saint-Pierre (Moens, Gérard, de Haeltert, et Cornélis, Alphonse, d'Alost).

On a même déporté P. . . , Paul, de Florenville (région wallonne\, et H. . . , Edouard, de Destelbergen, tous deux simples d'esprit, bien qu'ils fussent porteurs de certificats officiels établissant leur état de débilité intellectuelle.

Convocation et ralliement. — Les hommes sont convo-

---

(1) Nous avons appris plus tard qu'en février 1918, l'armée d'étape de la région de Mons avait enlevé des enfants de quinze ans. Parmi nos pensionnaires, le plus jeune est âgé de dix-sept ans.

qués par voie d'affiches 1) ou de lettres personnelles (2);
ils doivent, munis d'un bagage coûteux, se rendre à un

(1) Ordre.

Tous les Belges de 17 à 55 ans, du sexe masculin, à l'exception de ceux qui, pour le moment, sont dispensés, et habitant les communes désignées ci-après, devront se rendre, le vendredi 9 février 1917, à Saventhem, sur la place de l'École ; ils devront être porteurs de leurs certificats d'identité:

1° Haren, Steenockerzeel, Nosseghem, Melsbroeck, à 8 h. 30 du matin ;

2° Dieghem, Crainhem, Woluwe-Saint-Etienne, à 10 heures du matin ;

3° Sterrebeek, Wezembeek, Woluwe-Saint-Pierre, à 11 heures du matin ;

4° Saventhem, Evere, à 1 heure de l'après-midi.

Les bourgmestres qui, ainsi que les échevins, devront être présents, remettront à l'officier chargé du contrôle deux listes entièrement mises à jour :

1° De tous les habitants de la commune qui ont l'âge indiqué ci-dessus ;

2° De tous ceux qui, parmi ces habitants, reçoivent des secours, soit de la commune, soit d'autres provenances.

Les bourgmestres seront rendus responsables si les intéressés n'assistent pas, au complet et ponctuellement au contrôle, ou s'ils ne se comportent pas paisiblement.

Les intéressés devront être vêtus chaudement.

Ils pourront apporter des petits paquets.

VON KESZYCKI,
Kreischef Brüssel land.

(2) Commune de Lede.

Ordonnance du 3 octobre 1916.

M. Henri Callaert doit se rendre le mercredi 25 courant, à 11 heures du matin, à la Maison communale, pour se concentrer à Termonde, à 3 heures. Le susnommé devra être muni des objets suivants :

1 chapeau.	1 mouchoir de cou.
1 habit bourgeois ou de travail.	1 paire de souliers ou de sabots.
2 chemises.	1 paire de chaussettes.
1 caleçon.	1 pardessus.
1 pantalon de drap.	1 imperméable.
1 serviette.	1 gamelle.
1 couvert et 1 couteau.	1 paire de draps de lit (a).

(a) Note des auteurs :

En octobre 1916, la valeur marchande de ces objets dépassait trois cents francs.

point de ralliement : Alost, Courtrai, Gand, Termonde. Le trajet s'effectue à pied. C'est ainsi que Collaert, Jean, de Lede, doit, malgré une claudication fort douloureuse, parcourir les douze kilomètres qui séparent son village de la ville de Termonde.

Les Belges sont indociles, et l'appel de l'autorité militaire n'est pas toujours écouté. Une résistance se dessine, tantôt collective, tantôt individuelle.

Les habitants de Hamme sont sommés de se rendre à Termonde. Ils se mettent d'accord pour refuser. Pendant la nuit qui suit la convocation, des patrouilles allemandes visitent les maisons afin de procéder à des arrestations. Ne trouvant pas les hommes, les soldats enmènent les femmes et les mettent en prison en attendant que les maris, les fils ou les frères se livrent ! (1). Ajoutons que les ouvriers de Hamme ont été traités, pendant la déportation, avec une sévérité toute particulière ; nombre de ces pauvres gens ne reverront plus leurs foyers.

Deck, Théophile, de Moerzeke, est convoqué à Termonde, le 1er décembre 1916 ; notre compatriote se cache ; l'autorité militaire veut l'arrêter à son domicile. En son absence, on s'empare de sa femme et de ses petits enfants.

Arrivés au point de ralliement, les déportés sont grou-

S'il n'est pas donné suite à l'ordre ci-dessus, l'intéressé sera frappé d'une peine de six semaines à trois mois de prison, à moins que d'autres arrêtés prévoient une peine supérieure. Dans chaque cas, la peine sera suivie de la déportation en Allemagne.

Enfin, il est instamment rappelé que le susnommé ne sera pas contraint au travail forcé en Allemagne. Ne seront employés au travail en Allemagne que ceux qui y auront librement consenti.

Par ordre de l'autorité allemande :

Le Bourgmestre,
Joseph MOENS.

(1) La situation en Belgique est normale. La population belge gagne la conviction que les Allemands ne sont rien moins que cruels.

(Feld-maréchal von der Golz.)

pés dans un local — caserne, école, magasin, usine — où ils séjournent pendant trois à quatre jours. Le confort est médiocre : on repose par terre, sur une mince couche de paille ou de copeaux. A l'école des pupilles d'Alost, on dispose de sacs de fibres de bois. A Courtrai, le toit de la caserne étant délabré, les déportés ont été sans cesse exposés à une pluie glaciale, des plus pénible.

Au surplus, la nourriture était peu abondante ; on distribuait, à des intervalles irréguliers, mais toujours longs, des rations de pain, de café et de soupe. A Alost, Kiekens, Xavier, de Denderhautem, n'a pas eu à manger pendant deux jours ; au même endroit, Moens, Gérard, de Haeltert, n'a reçu, en trois jours, qu'une ration de soupe. Il est intéressant de rappeler que ce dernier a succombé, quelques mois plus tard, à la tuberculose pulmonaire.

Les déportés groupés à Termonde ont été plus favorisés ; ils ont été ravitaillés par les soins de la section locale du Comité national de secours et d'alimentation.

Voyage. — Les hommes s'embarquent soit dans des voitures de troisième ou quatrième classe, soit dans des fourgons à bestiaux, garnis de banquettes. Souvent les voyageurs sont entassés ; beaucoup sont contraints de se tenir debout. L'atmosphère des voitures est irrespirable ; la nourriture est généralement insuffisante. Voici, à cet égard, quelques données précises :

Vanderstock, Alphonse, de Haeltert, obtient, en deux jours de voyage, deux bols de soupe.

Van Roelenbosch, Charles, de Gand, et D'Hoostelaere, Alphonse, d'Oedelem, reçoivent une ration de soupe pour dix-huit heures.

Cheyens, Hector, de Volkegem, demeure soixante heures en wagon ; on lui donne un bol de soupe.

Van Gulinck, Joseph, de Meirelbeke, est soumis à la diète absolue pendant une journée entière.

La ration distribuée au groupe le plus favorisé comporte, pour un voyage de dix-neuf heures, un litre de soupe et trois cents grammes de pain.

Nous devons à la vérité de dire que les déportés ne se

plaignent pas de l'attitude de leurs gardiens pendant le trajet. Nos compatriotes flamands n'ont pas été molestés, bien qu'ils eussent chanté la *Brabançonne* et la *Marseillaise*.

Lieu de déportation. — Parmi les localités où les Belges ont été soumis au travail forcé, nous notons :

Dans la région de Saint-Quentin : Châtillon, Itancourt, Moy, Neuville-Saint-Amand :

Dans la région du Cateau : Honnechy, Wassigny :

Dans la région de Verdun : Azannes, Billy, Brieulles, Cléry-le-Petit, Damvillers, Dun-sur-Meuse, Ecurey, Evilly, Gibercy, Lissey, Loison, Mouzon, Pierrepont, Romagne, Spincourt;

Dans la région de Montmédy : Arrancy, Bièvres, Grand-Failly, Peuvillers, Vitterville.

Au cours de l'hiver 1916-1917, la plupart de ces localités se trouvaient à l'arrière du front, à une distance assez considérable de la ligne de feu. Cependant Azannes, Gibercy, Lissey et Romagne étaient, à cette époque, dans le champ d'action de l'artillerie française; les déportés qui travaillaient aux abords de ces villages ont dû fuir, à plusieurs reprises, pour se soustraire à la pluie d'obus.

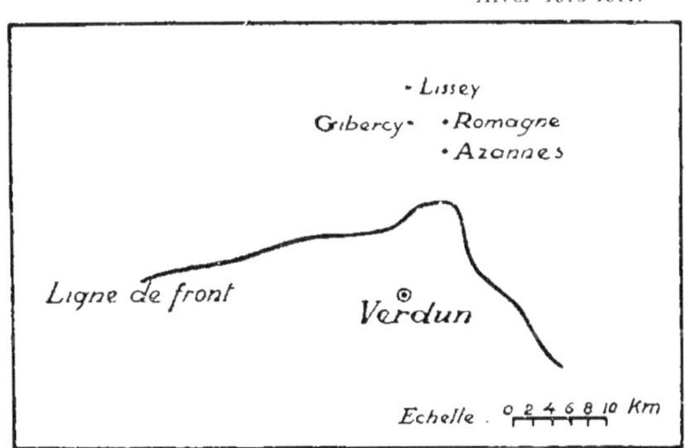

Secteur de Verdun.
Hiver 1916-1917.

Le travail. — Les Belges ont été affectés aux travaux

les plus divers : entretien des routes et des lignes de chemins de fer, entreprises agricoles, coupes de bois, exploitation de carrières.

A Romagne, nos compatriotes ont dû exhumer et inhumer des cadavres d'Allemands en voie de putréfaction (1).

A Peuvillers, Matthys, Cyrille, d'Overboerlaere, fut chargé de déterrer des cadavres complètement décomposés et de les transporter dans un puits (2); cette opération répugnante s'effectuait sans que les mains fussent protégées. Comme Matthys, écœuré, montrait quelque hésitation, un soldat le saisit par la nuque et le jeta dans le puits.

A Itancourt, à Moy, à Neuville-Saint-Amand, les Belges ont été, malgré leurs protestations, contraints de creuser des tranchées (2). A Lissey, non loin du front, ils ont construit des abris pour remiser les obus. Aux environs de Munster, Rentiers, Jean, a fabriqué des douilles d'obus.

A Brieulles-sur-Meuse, les Allemands chargent Dewulff, Charles, de Sleydinge, d'empaqueter et d'embarquer des munitions (3). Dewulff refuse; on l'envoie incontinent dans un camp de discipline où, assure notre compatriote, le régime est d'une rigueur qui dépasse toute mesure.

L'autorité allemande n'a tenu aucun compte des aptitudes de chacun des déportés et les a indifféremment employés aux travaux les plus divers; aussi, les accidents

---

(1) L'administration allemande ne peut, dans les temps difficiles actuels, accorder aux ouvriers capables de travailler la liberté de fainéants; elle considère qu'il est du devoir de chacun qui peut travailler, à mettre la main à l'œuvre pour remédier à la misère de l'époque actuelle.

(HURT, gouverneur de Bruxelles, novembre 1916.)

(2) La comparaison entre un semblable travail et les travaux forcés des criminels est une altération des faits et une inconvenance punissable.

(HURT, gouverneur de Bruxelles, novembre 1916.)

(3) Les services exigés des habitants doivent être de telle nature qu'ils n'impliquent pas, pour la population, l'obligation de prendre part à des opérations de guerre contre la patrie.

(Annexe à la Convention de La Haye, 18 octobre 1907, art. 52.)

ont ils été nombreux ; aucune réparation n'a été accordée aux victimes ; certains accidents ont cependant revêtu une très haute gravité.

Dellaert, Pierre, de Gand, en plantant des pommes de terre, heurte une grenade à main ; le projectile fait explosion : le malheureux a la main complètement détruite.

Latteur, René, de Sottegem, a été atteint de fracture de cuisse, par suite de la chute d'un arbre. L'accident est survenu à Châtillon, dans le secteur de Saint-Quentin.

Les déportés recevaient un salaire. Ce salaire était généralement de trente pfennig par jour (1). Souvent, le payement était effectué en bons de caisse des communes françaises. Lorsque les Belges présentaient ces bons aux cantines allemandes, les exploitants ne les acceptaient en payement que pour soixante ou soixante-quinze pour cent de la valeur nominale. Le salaire réel se trouvait réduit de la sorte à vingt ou vingt-deux pfennig, soit vingt-cinq ou vingt-huit centimes. Enfin, il est même des cantiniers qui refusaient les bons : le fait s'est produit à Loison, dans la région de Verdun.

D'autres fois, le salaire dérisoire de trente pfennig a été réduit, d'autorité, par l'administration militaire allemande ; les déportés n'ont pu nous indiquer les raisons qui ont provoqué la réduction. Ce fait nous a été rapporté par Ophalvens, Emmanuel, de Hamme, qui a travaillé aux environs de Pierrepont.

Dernier détail : Demayer, Henri, de Gand, et plusieurs de ses compagnons certifient que les déportés étaient privés de salaire lorsque la maladie les empêchait de travailler.

Rentiers, Jean, après avoir pendant des semaines refusé de travailler, cède finalement aux sollicitations pressantes des Allemands et consent à signer un contrat d'embauchage. On l'envoie aux environs de Munster dans une

____

(1) Est-ce l'esclavage, est-ce le travail forcé, lorsque les ouvriers belges qui déjà pendant la paix cherchaient souvent du travail à l'étranger, se voient offrir, à présent, une occupation moyennant un salaire très élevé ?

(Hurt, gouverneur de Bruxelles. 12 janvier 1917.)

fabrique de douilles d'obus et on lui accorde un salaire de quatre-vingt-deux pfennig par heure. Rentiers travaille dix heures par jour ; il a pour compagnons de labeur des invalides et des femmes.

A première vue, la rémunération paraît raisonnable. Cependant, durant tout son séjour à la fabrique, Rentiers n'a pu envoyer aucun secours à sa femme, bien qu'il eût travaillé même le dimanche et qu'il eût toujours été d'une sobriété rigoureuse. C'est que le salaire était grevé de retenues importantes : frais de culte, contribution de guerre, versements à la caisse des malades, etc.; c'est encore que la nourriture atteignait des prix exorbitants.

Rentiers essaya tout d'abord de prendre la pension dans une auberge ; là on lui réclama trois mark pour une alimentation insuffisante et de mauvaise qualité. Il s'adressa alors à la cantine de l'usine; on lui fit payer dix mark pour un kilog de lard ; le pain supplémentaire vendu en fraude, coûtait sept mark le kilog; il était impossible de trouver des pommes de terre.

La femme de Rentiers n'a reçu aucune aide de l'administration allemande (1).

Le nombre d'heures de travail variait entre sept et onze. Au surplus, dans la plupart des secteurs, les heures indispensables d'interruption et de repos n'étaient pas observées. C'est par suite d'un labeur d'une durée excessive qu'à Cléry-le-Petit, au sud de Stenay, une équipe de Belges employée au déchargement d'allèges, devint malade et dût être envoyée, tout entière, à l'hôpital de campagne.

La plupart des déportés se refusèrent tout d'abord à se livrer au travail; les Allemands les soumirent aussitôt à des contraintes énergiques.

A Neuville-Saint-Amand, dans la région de Saint-Quen-

---

(1) Avis affiché sur les murs de Bruxelles : Ouvriers de métiers et autres touchent en Allemagne bon salaire ; bonne et suffisante nourriture. Chaque ouvrier reçoit de suite 50 francs à la signature du contrat. Sa famille reçoit en outre de bons secours en espèces ou en vivres et en charbon. Adressez-vous 64, rue Marie-Thérèse, à Bruxelles.

tin, Timmermans, Séraphin, de Lede, dut, pendant deux jours et deux nuits, demeurer debout, sans appui, au milieu d'une prairie, exposé à un froid glacial.

A Dun-sur-Meuse, Havermans, Aloïs, de Beersse, fut privé de nourriture pendant soixante-douze heures. La même peine fut infligée à Van Extergem, à Samuel, à Kiekens et à bien d'autres.

Porcke, Émile, de Haren, arrivé à Montmédy, refuse de travailler. On le bat, puis on l'enferme pendant deux jours dans une cave en négligeant de lui donner à manger.

Nous parlerons plus loin des violences de toutes sortes qui complétèrent ces punitions.

Malgré tout, les Belges refusèrent de signer les contrats que leurs gardiens leur présentaient sans cesse.

Logement. — Les déportés ont été logés dans des granges, des écuries, des halls d'usines ; ils reposaient sur des copeaux, de la paille ou des pelures de pommes de terre, jetés directement sur les pierres ou sur la terre humide. On se rappelle la rigueur extrême de l'hiver 1916-1917 : les Belges ont souffert du froid ; la plupart ont eu des engelures ; quelques-uns, tel De Waele, Alfred, de Eyne, ont perdu les ongles des mains et des pieds.

A Brieulle-sur-Meuse, deux mille hommes environ dormaient sur des planches dans la petite église du village ; un froid cruel y sévissait. Roelenbosch, Charles, de Mont-Saint-Amand, près de Gand, y contracta des engelures étendues, qui s'ulcérèrent et occasionnèrent des cicatrices déformantes.

A Billy, dans le secteur de Verdun, une barraque mesurant 50 mètres de longueur, 8 mètres de largeur et 3 mètres de hauteur, abritait plus de 500 personnes. Le cubage d'air était donc inférieur à 3 mètres par personne !

A Mouzon, trois cents hommes étaient couchés sur trois rangs superposés, dans une grange de dimensions modestes. Mouzon est la seule localité du secteur de Verdun où les Belges aient eu des paillasses. Malheureusement les enve-

loppes étaient couvertes de vermine ; elles n'avaient plus
été renouvelées depuis deux ans.

A Montmédy, on avait réuni dans une petite baraque,
un groupe de cent et vingt déportés ; les hommes reposaient sur des étages superposés, distants l'un de l'autre
de cinquante centimètres environ ; ils couchaient sur un
treillis en fil de fer. Il fallait des talents d'acrobate pour
accéder à l'étage supérieur.

Il nous paraît superflu de prolonger cette énumération.
Ajoutons cependant que les conditions de couchage étaient
moins mauvaises dans la région du Cateau et de Saint-
Quentin que dans le bassin de la haute Meuse.

Soins corporels. — Linge. — Bains. — Les soins corporels ont été complètement négligés. Plusieurs malades
sont demeurés deux et trois mois à l'hôpital de Virton,
sans prendre de bains.

De Veirman, Charles, de Wetteren, a fait, durant cin-
quante-deux jours, des travaux de terrassements près de
Saint-Quentin, il n'a pu se baigner ; il n'a changé que
deux fois de linge.

Pendant cinq semaines, Wellekens, Alphonse, d'Erem-
bodegem, a transporté des rails dans la région de Longuyon ; il n'a pas eu l'occasion de prendre un bain, il n'a
pas eu de linge frais.

La situation est d'ailleurs la même partout : à Stenay,
à Billy, au Cateau, à Romagne.

L'autorité allemande ne paraît guère se soucier des
soins corporels ; elle tolère que le savon soit vendu à des
prix prohibitifs. Dans la région de Munster, Rentiers,
Jean, doit débourser cinq mark pour obtenir une brique
d'un produit de qualité médiocre.

Les déportés étaient d'ailleurs dans un état de malpropreté indescriptible au moment de leur entrée à l'hôpital
Saint-Pierre.

Peines corporelles. — Les Belges ont été fréquemment
battus : coups de pied, de poing, de crosse, de fouet, de
matraque. Rares sont ceux qui ont échappé complètement

aux peines corporelles (1). Nous rapportons, au hasard, quelques anecdotes typiques :

Boelaerdt, Léon, de Hamme, travaillait à Billy, non loin de Verdun ; il avait été transféré, pour cause de maladie, au lazaret de Pierrepont. La visite médicale terminée, Boelaerdt retourne au baraquement en compagnie d'un autre Belge. En cours de route, ce dernier fait une chute et devient incapable de continuer la route. Boelaerdt charge son camarade sur les épaules et le ramène au lazaret. Là, tous deux sont roués de coups. Le compagnon de Boelaerdt, un homme de 38 ans, père de quatre enfants, meurt le lendemain.

L..., Alphonse, un garçon de 17 ans, travaillait à Romagne. On le bat violemment parce qu'il ne se rend pas assez vivement à la besogne. Le jeune homme toussait, crachait, avait de la fièvre. Quelques jours plus tard, L... était hospitalisé à Longuyon. Actuellement il porte des lésions tuberculeuses étendues des poumons.

Roels, François, de Hamme, résidait à Billy ; il reçoit des coups de fouet parce qu'il ne comprend pas les ordres qu'on lui donne en allemand. Une autre fois, il est cruellement battu parce que, sérieusement indisposé, il se déclare incapable de travailler.

Blankaert, Alphonse, de Laerne, réparait une route à proximité de Billy. Au cours du travail, il contracte une hernie. Blankaert se rend chez le médecin du secteur, qui lui prescrit le repos. En dépit des instructions médicales, le sous-officier contraint notre compatriote à poursuivre la besogne. Une plainte de ce dernier vaut une réprimande au sous-officier. L'Allemand, furieux, rosse le pauvre diable et lui impose un labeur plus lourd : il l'envoie dans une carrière (2).

(1) « Sa Majesté l'Empereur s'est montrée pleine de compassion sincère pour le sort du peuple flamand .... »
(von Bettmann Hollweg, 4 mars 1917.)
(2) « Les événements réels de cette guerre prouvent qu'aucune armée au monde ne fait preuve d'un esprit si idéalement militaire, d'une si haute culture et d'une discipline aussi sévère que notre armée, que nulle part

De Messemaeker, Joseph, de Hamme, avait un œdème considérable des membres inférieurs ; le médecin militaire de service à Billy ordonne le repos. Malgré cette prescription, un sous-officier oblige De Messemaeker à travailler. Notre compatriote proteste et le sous-officier est puni. Le lendemain l'allemand se venge ; il saisit le belge à la nuque, le renverse sur le sol et le piétine. On doit transporter De Messemaeker à l'hôpital militaire et l'envoyer à Bruxelles.

De Jonckeere, Richard, de Courtrai, séjourne à Lissey, où il contracte une arthrite suppurée du genou. Bien que le malheureux souffre beaucoup, on le bat à plusieurs reprises pour le contraindre au travail. Peu de jours après, De Jonckeere subit l'arthrotomie à l'hôpital de Montmédy.

C..., Hector, d'Audenarde, est tuberculeux ; il a une hémoptysie, tandis qu'il travaille aux routes dans le secteur de Montmédy. Il demande à se reposer ; aussitôt on le bat. C... tombe en syncope. On le transporte au lazaret de Montmédy... quelques jours plus tard.

Dumont, Maurice, de Erpe, faisait partie d'une équipe qui réparait une ligne de chemin de fer, à proximité du Cateau. Quant la besogne marchait trop lentement au gré des soldats, ceux-ci lapidaient Dumont et ses compagnons.

Nachtegael, Oscar, de Huysse, lez-Gand, résidait près de Romagne. Un jour qu'il voyait maltraiter un autre Belge, Nachtegael pousse une exclamation. Immédiatement il est roué de coups à son tour ; il demeure sans connaissance pendant plus d'une demi-heure.

Jooris, Adrien, de Grammont, se rend à la consultation du médecin-oculiste ; la visite a lieu à l'heure où se fait la distribution de la soupe. Quand Jooris rentre au camp, il demande à manger. Pour toute réponse, on le rosse

les lois de la guerre, qui interdisent le vol, le pillage et l'enlèvement du bien d'autrui, ne sont respectées avec autant de sincérité et autant de rigueur que dans l'armée allemande.

(Baron von Bissing.)

d'importance. Cet épisode s'est déroulé à Peuvillers, dans la région de Montmédy.

Il est arrivé parfois que les mauvais traitements infligés aux Belges révoltaient certains Allemands ! A Brieulles, un infirmier militaire n'hésita pas à se plaindre au médecin des violences auxquelles les malades étaient soumis. Le médecin se contenta de hausser les épaules ; il ajouta que la police du camp ne lui incombait pas.

En somme, nos compatriotes flamands 1) ont été battus parce qu'ils ne comprenaient pas l'allemand, parce que, malades, ils réclamaient des soins médicaux et refusaient de travailler ; ils ont été battus par la fantaisie des soldats et des sous-officiers.

Régime alimentaire. — Le régime alimentaire est sensiblement le même dans toutes les régions où les civils belges ont été soumis au travail forcé ; ce régime comprend :

Trois à quatre cents grammes de pain ;

Deux bols de café ;

Une ration de soupe ;

Un peu de graisse, de pâté de foie ou de marmelade de fruits.

On se rendra plus exactement compte de la valeur de ce régime, en écoutant les déclarations très précises de Dewinne. Paul, de Wetteren ; ce déporté avait été chargé par les Allemands de préparer la nourriture des Belges au camp de Romagne. Dewinne exerçait auparavant, dans son village, le métier de garçon boucher.

La soupe, dit Dewinne, contenait, cinq fois par semaine, soixante-quinze grammes de viande. Chaque déporté recevait donc trois cent soixante-quinze grammes par semaine, ce qui équivaut à une ration quotidienne de cinquante-

(1) « Dites aux fils de votre mère la Flandre, que nous, les Allemands, nous sommes décidés à faire tout ce qui est en notre pouvoir pour que, du sein de l'actuelle misère et de la guerre, renaisse pour elle une nouvelle période de prospérité. »

(VON BETTMANN HOLLWEG, 4 mars 1917.)

quatre grammes. Les poids étaient généralement exacts, mais la viande renfermait, au moins, cinquante pour cent d'os.

On ajoutait à la viande :

Soit cent grammes de riz :

Soit cent grammes de blé concassé ;

Soit cent grammes d'orge perlé ou de gruau d'avoine ;

Soit cent et cinquante grammes de fèves ;

Soit trois cents grammes de rutabagas.

Enfin, la soupe était additionnée de feuilles sèches de betteraves ou d'orties.

Le soir, les déportés recevaient généralement quarante grammes de graisse ou de pâté de foie, ou bien une cuillerée à bouche d'une marmelade de fruits, laquelle contenait fort peu de sucre.

La ration de grains de café était de sept grammes auxquels on ajoutait quatre grammes de chicorée. Mais, assure Dewinne, la quantité délivrée était souvent inférieure à celle prescrite par les règlements.

De Baets, Henri, de Oostacker, qui a été aide cuisinier à Stenay, fournit des renseignements qui concordent parfaitement avec ceux donnés par Dewinne. Nos deux compatriotes sont d'accord pour reconnaître que les officiers chargés du service d'alimentation s'acquittaient de leurs fonctions d'une manière scrupuleuse. Mais, ajoute Dewinne, le personnel subalterne — sous-officiers et soldats — dut être renvoyé, parce qu'il avait détourné une partie des vivres destinés aux déportés belges.

Demeyer, René, de Deynze, raconte qu'à Mouzon, les soldats volaient la nourriture des Flamands pour l'expédier en Allemagne.

Notre distingué collègue, M. le professeur Slosse, a dressé le bilan du régime tel qu'il vient d'être décrit. Il a établi ce bilan en supposant la ration la plus avantageuse, composée des aliments les plus riches :

ALIMENTS.	ALBUMINE.	GRAISSES.	Hydrates de carbone.
	Grammes.	Grammes.	Grammes.
Viande : 25 grammes . .	5.14	0.45	
Os : 25 grammes . . .	0.24	0.60	
Fèves : 150 grammes . .	30.57	2.22	94.10
Pain : 350 grammes. . .	28.35	2.52	166.46
Saindoux : 40 grammes. .	0.44	37.60	
Café : 7 grammes . . .	0.23	0.35	0.87
Chicorée : 4 grammes . .	0.14		2.07
Totaux. . .	65.11	43.74	263.50

Ce régime, conclut le professeur Slosse, comporte une énergie totale de 1,703 calories.

Le poids moyen d'un homme de notre pays s'élève, d'après Quételet, à 65 kilogrammes. La ration de travail intense doit être évaluée, d'après Atwater, à 55 calories nettes, par kilogramme. La recette énergétique approximative doit être 55 × 65, soit 3,575 calories.

Les conséquences de ce calcul sont formelles : les déportés ont subi un déficit quotidien de 3,575 — 1,703, soit 1,872 calories. Ce déficit supposant la formule de soupe la plus riche, on peut dire que nos compatriotes ont reçu communément une alimentation plus insuffisante encore.

Les médecins allemands reconnaissent d'ailleurs la médiocreté du régime accordé aux déportés. On trouve dans certaines feuilles d'observation, rédigées par ces praticiens, des appréciations suggestives : « Unternahrung », « Blutarmut », « Allgemeine Körperschwäche ».

La maigre pitance que les autorités militaires distribuent aux déportés belges qui peinent pour elles, paraîtra plus misérable encore si on la compare au régime alimentaire copieux dont bénéficie en temps de paix la population de l'empire germanique.

Nous empruntons nos éléments de comparaison à une source autorisée, presque officielle : il s'agit d'un article de la *Deutsche Revue de Stuttgart*, dû à la plume d'un certain docteur Koehler, qui est conseiller intime effectif à Goettingen et ancien président de l'Office impérial d'hygiène. Ce conseiller intime effectif donne des chiffres authentiques concernant la consommation de certaines denrées alimentaires essentielles ; il nous apprend qu'en temps normal, tout Allemand consomme en douze mois :

Seigle : 142,4 kilogrammes ;
Froment : 90,7 kilogrammes ;
Viande : 52,6 kilogrammes ;
Sucre : 17,1 kilogrammes ;
Lait et produits de laiterie : 333 litres.

Cette statistique comprend les sujets de tous âges, de toutes professions.

Cela équivaut à dire que la nourriture quotidienne de nos voisins de l'Est se compose de :

Seigle : 401 grammes ;
Froment : 248 grammes ;
Viande : 141 grammes ;
Sucre : 47 grammes ;
Lait : 0,913 litre.

Le docteur Koehler ne mentionne pas le poisson, les œufs, les légumes, les fruits, la bière, le cacao, le café, etc.

Tout commentaire serait superflu.

Était-il possible de trouver dans les cantines des camps un supplément appréciable de régime?

Tous nos pensionnaires affirment que la plupart des cantines ne débitaient aux belges que du tabac; c'était le cas de Neuville-Saint-Amand, de Lissey, de Brieulles, de Damvillers, de Vitterville. Le tabac était d'ailleurs d'un prix élevé : une cigarette médiocre coûtait un sou.

A Wassigny et au Cateau on pouvait, moyennant vingt-cinq centimes, obtenir un verre de mauvais alcool. A

Saint-Quentin, on trouvait à la cantine un peu de vin et des conserves.

Le débit le mieux approvisionné était celui de Romagne; malheureusement, les tarifs élevés rendaient les produits inaccessibles à la bourse mal fournie des déportés. Voici les prix des principales marchandises :

  Un petit gâteau sec. . . . . un mark.
  Une tranche de cervelas . . . un mark.
  Une petite ration de fromage. . deux mark.
  250 grammes de viande conservée. cinq mark.

On se rendra mieux compte encore des hauts prix des vivres vendus aux déportés, quand on saura que Hanssens, Georges, de Lens, a dépensé en quelques mois, au Cateau, la somme de trois mille francs pour obtenir un léger supplément de nourriture.

Au surplus, l'accès des cantines n'était pas toujours exempt de dangers. Pajon, Oscar, de Gand, un gamin de dix-sept ans, a reçu un coup de bâton sur la tête pour l'unique et futile motif qu'il se rendait trop souvent à la cantine. Cet incident s'est produit à Romagne.

Plusieurs fois, des déportés essayèrent d'acheter en fraude certains aliments aux soldats allemands. Une tentative de ce genre valut à Hoste, Gaston, de Deynze, un coup de crosse de fusil et une gifle. Ce fait s'est passé à Evilly, petit village situé à quelques kilomètres de Mouzon.

Durée de la déportation. — Les déportés que nous avons soignés ont séjourné derrière le front, de soixante-quinze à deux cent et vingt-cinq jours. D'autres belges ont travaillé en France pendant un laps de temps beaucoup plus long; la déportation de nos pensionnaires avait été abrégée par la maladie.

C'est parmi les malheureux qui sont demeurés sept mois et davantage, en proie au régime que nous venons de décrire, que la dénutrition a atteint les degrés extrêmes. Sans entrer prématurément dans les constatations objectives, lesquelles seront rapportées plus loin, nous voulons cependant montrer, dès à présent, quelques exemples caractéristiques de pertes de poids.

NOMS	Durée de la déportation.	Poids avant la déportation.	Poids après la déportation.	Durée du séjour à Saint-Pierre.	Poids après séjour à l'hôpital.	Gain en poids réalisé à l'hôpital.
	Jours.	Kilogr.	Kilogr.	Jours.	Kilogr.	Kilogr.
Bauters, Albert, de Sottegem.	222	59	42	35	54	12
Vanderrest, Arthur, de Ophasselt.	195	75	55	20	64	9
Vernaillen, Franz, de Termonde.	220	70	52	17	58	6
De Truyer, Nestor, de Ressegem.	221	92	69	16	80	11

Certains déportés ont perdu plus de vingt kilogs; il en est qui ont subi une perte de poids équivalente au quart de leur poids total ; chez Bauters, la réduction atteint vingt-sept pour cent.

Tentatives d'évasion. — De nombreux déportés ont tenté de se soustraire par la fuite à l'oppression du travail forcé. Les essais d'évasion ont été punis de cachot; ils ont valu aux familles des déportés et aux communes des peines très sévères (1).

(1) Des individus incorporés aux bataillons des ouvriers civils se sont évadés dans le courant de ces derniers mois et ne sont pas encore retournés. Comme ils ne trouveraient moyen de se dérober que par l'abri que les habitants leur offrent, l'attention de la population est appelée sur le fait qu'il est interdit aux communes, sous les peines les plus sévères, d'abriter des évadés.

La commune qui s'est rendue suspecte d'avoir offert un abri à un évadé, sera punie par l'imposition d'une contribution, et il sera procédé, en outre, à l'incorporation d'un des parents de l'évadé à son bataillon des ouvriers civils.

La commune qui aura livré les évadés qu'elle tenait abrités, sera tenue exempte de pénalités.

(Avis de la commandanture d'étape 290 Mons. 23 Juillet 1917.)

Épidémies. — Parmi les travailleurs civils que nous avons soignés, il ne s'est, en dehors de la tuberculose, pas déclaré de cas de maladies transmissibles ; aucun de nos pensionnaires ne fait mention d'accidents épidémiques.

Mais nous savons que l'hôpital Saint-Jean a reçu, en 1917, un certain nombre de déportés convalescents ou guéris de fièvre typhoïde.

Nous avons eu également connaissance d'une épidémie de dothiénentérie qui s'est développée pendant l'hiver 1917-1918 parmi les civils montois soumis au travail forcé dans les bois de Loquignolle. Nous n'avons pu obtenir de renseignements précis quant à l'étendue et la gravité de cette poussée épidémique. L'un de nous a soigné à Bruxelles deux jeunes gens atteints de fièvre typhoïde, évadés des environs de Douai ; leur histoire clinique ne présentait aucune particularité qui méritât d'être signalée.

CHAPITRE II.

SYMPTÔMES CLINIQUES COMMUNS A TOUS LES DÉPORTÉS.

Considérations générales. — Symptômes du début. — Arrivée à l'hôpital Saint-Pierre. — Amaigrissement. — Appareil nerveux. — Tension artérielle. — Thermométrie. — Sang. — Reins. — Résumé du chapitre.

Considérations générales. — Quand on examine un grand nombre de déportés, on constate bientôt que ces hommes, qui ont enduré les mêmes privations, qui ont subi les mêmes fatigues et les mêmes tortures, présentent tous des symptômes semblables, d'une fixité extrême. Sans doute l'intensité de ces symptômes varie dans des limites étendues ; il est des formes sévères et des cas bénins ; le tableau clinique n'en offre pas moins une singulière uniformité.

Nous nous efforcerons de décrire et de préciser ce syndrôme ; nous étudierons ensuite les accidents morbides qui s'ajoutent, chez certains malades, au syndrôme principal ; nous terminerons ce travail par un examen rapide des lésions chirurgicales que portaient un grand nombre de nos pensionnaires.

Symptômes de début. — Le début ne varie guère : une sensation générale de faiblesse, des douleurs abdominales, de l'inappétence, une diarrhée souvent sanguinolente, de la céphalalgie, des vertiges, parfois des frissons et des hémorrhagies nasales. En même temps apparaît un œdème des membres inférieurs, lequel augmente rapidement ; les urines diminuent d'abondance, tandis que les mictions deviennent plus fréquentes, surtout au cours de la nuit.

A ce moment, le sort des déportés va se dessiner ; quelques-uns sont immédiatement envoyés au lazaret ; là, à la faveur du repos et d'une alimentation moins mauvaise, les symptômes s'atténuent et l'œdème se dissipe. Quand, quelques jours plus tard, ces malades arrivent dans notre service de l'hôpital Saint-Pierre, il ne reste plus de traces extérieures, apparentes, de l'infiltration et des troubles digestifs.

Malheureusement la plupart de nos compatriotes ont été contraints, malgré l'état de leur santé, de poursuivre le travail ; chez ceux-là, les œdèmes vont croissant, la dyspnée survient et l'oligurie s'accentue ; parfois même les œdèmes se compliquent de phlegmons étendus, dont nous étudierons plus loin l'évolution et les conséquences.

Ajoutons que les malades se plaignent généralement peu des soins dont ils ont été l'objet dans les lazarets de campagne ; on y couchait sur la paille ; la nourriture, bien que médiocre, était supérieure à celle des camps de travailleurs ; fait capital pour les déportés, ils échappaient pour quelque temps aux brutalités dont ils avaient souffert pendant des mois.

Le voyage de retour vers Bruxelles paraît s'être effectué dans des conditions satisfaisantes.

Arrivée à l'hôpital Saint-Pierre. — A leur entrée à l'hôpital, tous les déportés sont dans un état de malpropreté repoussante ; un grand nombre sont couverts de vermine. Les vêtements sont en lambeaux. Quelques malades ont dú emprunter des hardes à l'administration militaire allemande ; celle-ci a pris soin d'en exiger dans la suite la restitution. Plusieurs déportés portent des sabots ; les chaussures des autres sont éculées. Beaucoup de malades souffrent de durillons et de plaies plantaires ; quelques-uns sont dépourvus de bas et de chaussettes.

Les hommes sont maigres ; le teint est généralement pâle, blafard, grisâtre ; l'allure est farouche, inquiète ; il faut plusieurs jours de repos calmant et d'alimentation réparatrice pour que nos hôtes prennent confiance et osent nous conter leurs odyssées.

L'ouvrier flamand est habituellement taciturne, peu communicatif ; il est sincère et nullement enclin à l'exagération ; les renseignements qu'il fournit concordent parfaitement avec ceux de ses compagnons d'infortune. Aussi nous avons la conviction que les faits que nous rapportons plus haut sont rigoureusement exacts. Les interrogatoires ont été faits par l'un de nous, qui est flamand, et par un élève externe du service, M. Lodewyckx. Celui-ci, qui est né dans le Brabant septentrional, connaît parfaitement la langue des déportés.

Au surplus, nous avons pris soin d'indiquer, à de rares exceptions près, les noms et les adresses de nos malades. Cette manière de procéder pourra paraître insolite ; elle permettra de contrôler les données de l'enquête à laquelle nous nous sommes livrés.

Amaigrissement. — Tous les déportés, indistinctement, ont maigri ; la perte moyenne de poids s'élève à treize ou quatorze kilogrammes. Plusieurs de nos pensionnaires, dont les œdèmes persistaient, ont continué leur déshydratation et ont maigri encore, pendant les premiers temps de leur séjour à l'hôpital Saint-Pierre. Chez les autres, le redressement des poids s'effectue, rapide et régulier, sans arriver toutefois aux chiffres d'avant la déportation.

Les tracés suivants concernent des sujets dont les

infiltrations avaient disparu au moment du retour. Ces tracés indiquent :

a) Le poids d'avant la déportation ;

b) Le poids mesuré le jour même de l'entrée à l'hôpital Saint-Pierre ;

c) Les poids recueillis, de trois en trois jours, pendant toute la durée du traitement dans le service.

Courbe des poids.

D'Hazeleer, Joseph, d'Alost.

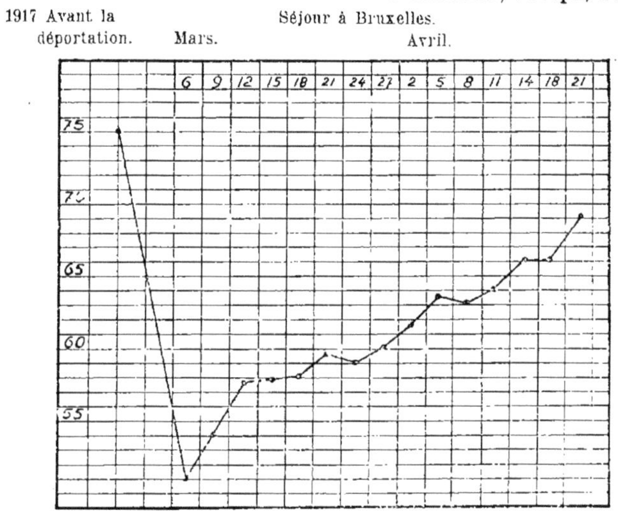

1917 Avant la déportation. Mars. Séjour à Bruxelles. Avril.

Nachtegael, Oscar, de Huysse.

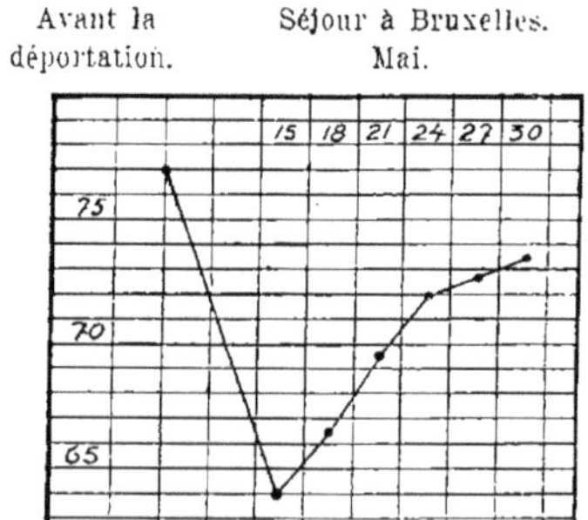

Avant la déportation. Séjour à Bruxelles. Mai.

De Waele, Alfred, de Eyde.   De Mayer, Gustave, de Oultre.

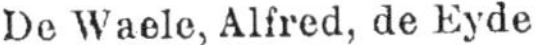

1917 Avant la   Séjour à Bruxelles.   Avant la   Séjour à Bruxelles,
     déportation. Avril.   Mai.   déportation. Avril.   Mai.

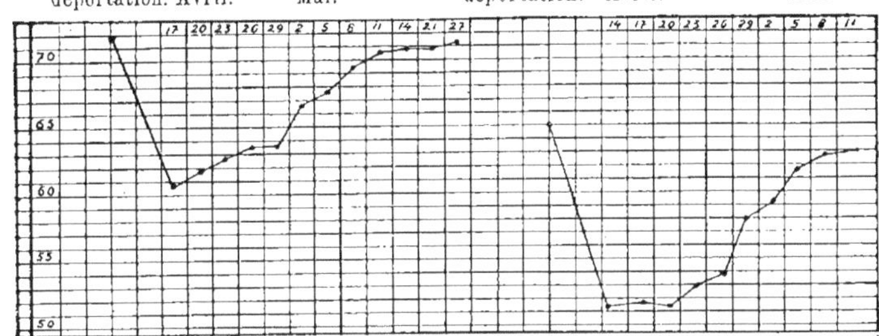

Pineux, Georges, de Naninne.

1917 Avant la   Séjour à Bruxelles
     déportation. Mars.   Avril.

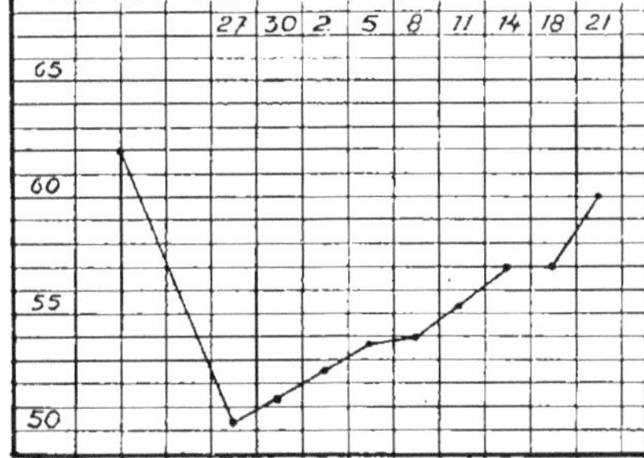

Ponsart, Paul, de Florenville.

1917 Avant la   Séjour à Bruxelles.
      déportation.   Mai.   Juin.

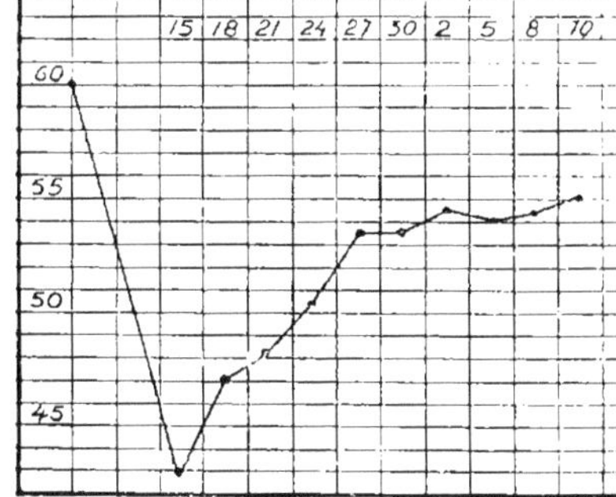

Comme on le voit, le relèvement du poids est immédiat ; à peine le malade a-t-il reçu une nourriture convenable, qu'il gagne un kilogramme par jour. Ponsart pèse 42 1/2 kilogrammes le quinze mai ; il en pèse 53 1|2, le vingt-sept ; Nachtegael passe, en neuf jours, de 64 à 72 kilogrammes. Ces progrès sont significatifs au point de vue du pronostic ; il est exceptionnel que l'on rencontre de telles augmentations, même aux cours de la convalescence des maladies infectieuses.

Il est cependant quelques déportés qui ne bénéficient pas d'une progression de poids ; ce sont les tuberculeux gravement atteints. Nous donnons ci-dessous le tracé de Cornélis, Adolphe, d'Alost. Nous avons déjà dit que ce malheureux est décédé à l'hôpital Saint-Pierre, le 15 juin 1917.

Courbe des poids. Cornélis, Adolphe, d'Alost.

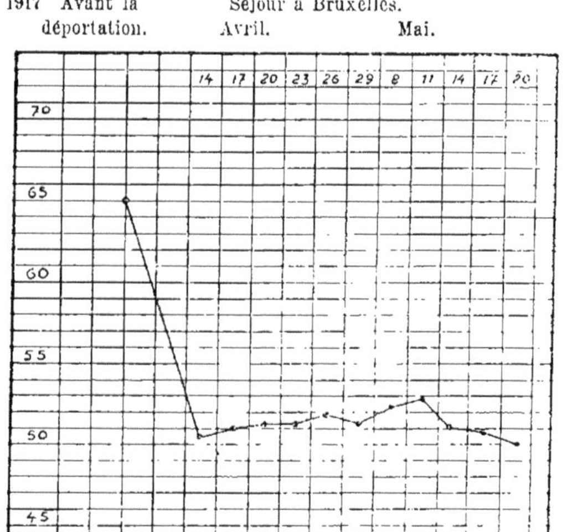

Appareil nerveux. — L'examen de l'appareil nerveux ne fournit, dons son ensemble, que des renseignements incertains.

Il existe un nystagmus latéral chez la moitié, au moins,

des malades. Les réflexes tendineux sont généralement
vifs ; la sensibilité cutanée, les réflexes superficiels et spé-
ciaux sont habituellement normaux ; le signe de Romberg
est constamment négatif. Chez tous les déportés, la raie
vaso-motrice cutanée est rapide et intense ; la réaction se
traduit par un trait anémique dans vingt-cinq pour cent
des cas, environ.

La vue, l'ouïe, le goût et l'odorat ne présentent pas
d'anomalies.

Les données les plus intéressantes et les plus constantes
sont fournies par l'épreuve dynamométrique. Nous reproduisons sur des graphiques :

a) Les résultats d'épreuves dynamométriques (appareil
de Mathieu) pratiquées quotidiennement par deux ouvriers
flamands, sujets témoins ; ces hommes ont l'âge moyen
des déportés ; ils reçoivent la même alimentation que
ceux-ci : ils sont en parfaite santé ; le travail auquel ils se
livrent est modéré.

b) Les résultats de la même épreuve, pratiquée par
six déportés, pris au hazard.

Dynamomètre de Mathieu.

Courbes recueillies chez des sujets normaux. — Main droite. —
Ces sujets ont l'âge moyen des déportés (25 ans).

Observation I.   Observation II.

Jours.   Jours.

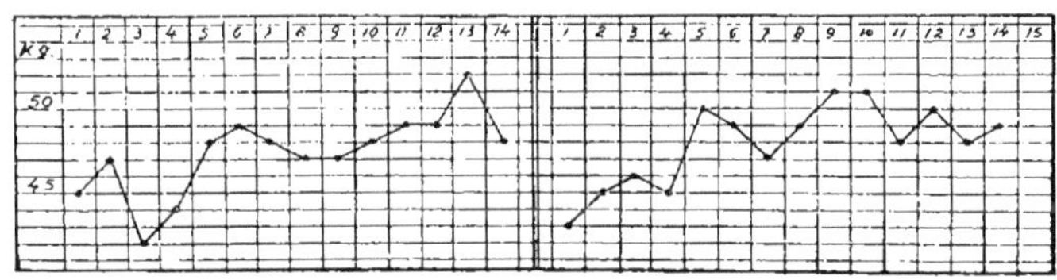

Courbes recueillies chez des déportés. — Main droite.

Obs. D'Hoostelaere Aug.,　　　　Obs. De Mayer, Henri,

Jours.　　lamineur, 28 ans.　　　Jours.　　laboureur, 24 ans.

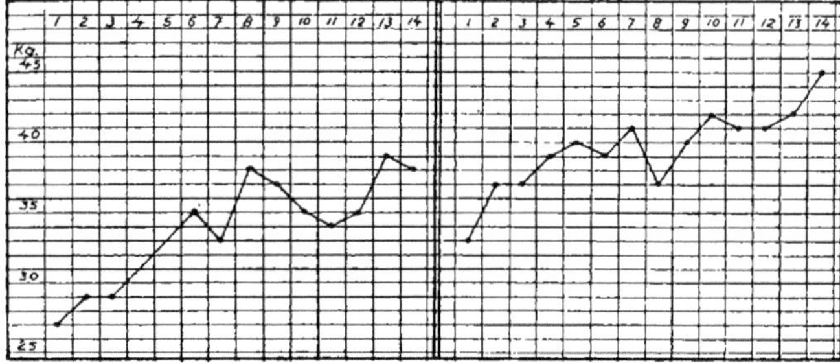

Obs. De Maeyer, René,　　　　Obs. Van der Haeghen Richard,

Jours.　tisserand, 26 ans.　　　Jours.　　laboureur, 34 ans.

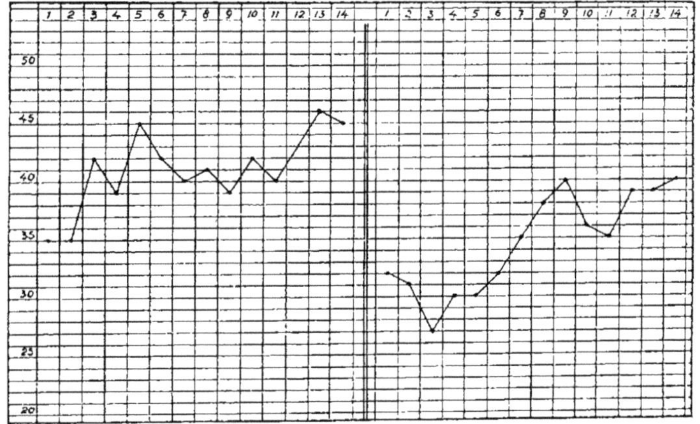

Courbes recueillies chez des déportés. — Main droite.

Obs Boelaert, Léon,　　　　Obs Van den Eede, Maurice,

Jours.　　chauffeur, 35 ans.　　Jours.　　laboureur, 22 ans.

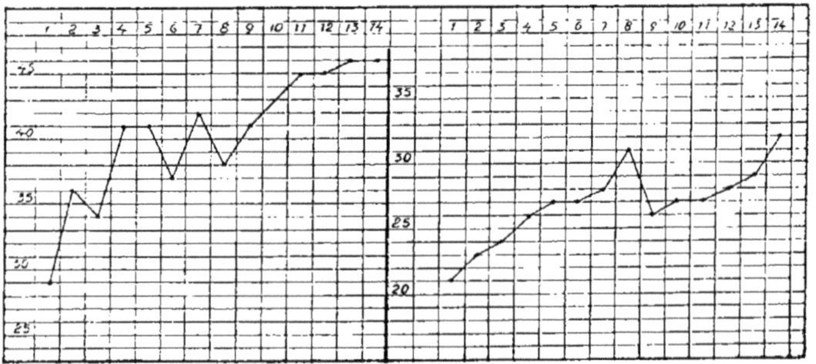

Avant d'interpréter ces tracés, il convient de rappeler que les résultats des épreuves réalisées avec le dynamomètre de Mathieu ne sont qu'approximatifs. Tout d'abord, quand on se sert pour la première fois de cet instrument, on procède avec maladresse ; les jours suivants, la main s'éduque et il se produit un relèvement de chiffres, indépendant du pouvoir contractile des muscles. D'autre part, la force de pression indiquée par le dynamomètre est inférieure à la réalité, parce que la douleur occasionnée à la paume empêche souvent la main de développer l'effort maximum.

Ces réserves faites, comparons les tracés des sujets sains à ceux des déportés.

Un examen rapide suffit à mettre en relief les différences qui séparent les deux groupes.

Chez les sujets normaux, le point de départ de la courbe se trouve aux abords de 45. Ce fait est conforme, d'ailleurs, aux moyennes fournies par les observateurs. La courbe des déportés débute par des chiffres notablement inférieurs ; les limites extrêmes sont 35 et 22.

Le tracé des ouvriers sains comporte quelques légères oscillations, mais suit, dans son ensemble, une marche faiblement ascendante. L'ascension de la courbe est le fruit de l'éducation ; les oscillations sont les conséquences de dispositions momentanées, inégales, d'instants de fatigue.

Les oscillations se retrouvent chez les déportés, mais, cette fois, l'ascension de la courbe est beaucoup plus rapide ; à côté de l'ascension occasionnée par l'éducation, il existe un relèvement provoqué par l'amélioration de l'état général ; les malades ont bénéficié de quinze jours de repos et de bonne nourriture.

Le relèvement est plus apparent encore si on examine les tableaux suivants :

I.

	1er jour.	14e jour.	Différences.
Sujets sains :			
Observation I	45	48	3
Observation II	43	49	6
Déportés :			
Boelaerdt, Léon . . .	29	46	17
Van den Eede, Maurice .	21	32	11
D'Hoostelaere, Auguste .	27	38	11
Demaeyer, Henri . . .	33	45	12
Demaeyer, René . . .	35	45	10
Vanderhaeghen, Richard.	32	40	8

II.

	Point supérieur de la courbe.	Point inférieur de la courbe.	Différences.
Sujets sains :			
Observation I	42	52	10
Observation II. . . .	43	51	8
Déportés :			
Boelaerdt, Léon . . .	29	46	17
Van den Eede, Maurice .	21	32	11
D'Hoostelaere, Auguste .	27	39	12
Demaeyer, Henri . . .	33	45	12
Demaeyer, René . . .	35	46	11
Vanderhaeghen, Richard.	27	40	13

Il est donc acquis que les déportés présentent une amyosthénie très marquée. Un repos de quinze jours et une alimentation tonique provoquent un relèvement sérieux de la force musculaire.

Cependant, les malades ne retrouvent qu'exceptionnellement leur force normale, même après avoir été bien nourris et s'être reposés pendant trois semaines. Ainsi, parmi soixante-cinq sujets soumis à l'épreuve dynamométrique, il ne s'en trouve que cinq qui aient fourni des chiffres supérieurs à 45.

Tension artérielle — L'épreuve de l'oscillométrie a été pratiquée systématiquement chez nos malades, par M. le docteur Meunier, assistant à l'hôpital Saint-Pierre. Comme les résultats de l'épreuve se répètent avec une régularité extrême, nous nous contentons de réunir dans un tableau, les pressions artérielles relevées chez les soixante-quinze premiers arrivants. La mensuration a été faite au plus tard le quatrième jour qui a suivi l'admission du déporté dans notre service

D'après Pachon, la pression Mn constitue « l'étalon sphygmo-manométrique », qui doit servir de base rationnelle à la fixation des états d'hypo et d'hypertension artérielle. Pachon considère comme normale une pression Mn de 8 à 9 centimètres; les variations individuelles sont insignifiantes : la pression Mn offre une constance et une fixité remarquables.

Normalement, la pression Mx varie entre 14 et 16 centimètres, mais cette valeur est inconstante: elle présente des variations diurnes dont l'écart peut, dit Pachon, atteindre chez un individu donné jusqu'à 3 et 4 centimètres; le repos, le surmenage, les heures de repas exercent sur elle une action très apparente.

Nous avons donné dans le tableau les chiffres Mn et Mx. Pour les raisons indiquées par Pachon, nous baserons surtout nos conclusions sur les indications fournies par la pression Mn.

Le tableau est suggestif : si on écarte une dizaine d'épreuves, dans lesquelles la pression est normale ou

Épreuves oscillométriques.

Maximum. . .	13	12,5	12,5	15,5	12	10,5	13	15,5	12	17	13	14	10,5
Minimum. . .	6.5	6,5	7	8,5	7,5	5,5	7	8,5	6,5	10	6,5	8	5,5
Maximum. . .	10	11	11,5	14,5	11	9,5	14	10,5	11,5	13,5	12,5	12	12,5
Minimum. . .	5	8	6,5	7,5	6,5	6	7	6	7,5	8	7,5	9	7
Maximum. . .	14	14,5	13	13,5	14,5	12	11,5	13	9,5	15	12	12	10,5
Minimum. . .	8	10	7	7,5	7	7,5	6,5	5	5,5	9,5	8	7	6
Maximum. . .	13,5	12,5	11,5	20	12	13	13,5	10	12	11,5	12	11	10
Minimum. . .	7,5	8	7	11,5	6,5	7,5	7,5	6	7,5	6,5	8	8	6
Maximum. . .	19,5	11	12	12	11	10,5	11	11	11,5	11,5	13	11	10
Minimum. . .	7	6,5	8	6	6	5,5	7	6	9	7	8,5	7	8
Maximum. . .	10	11,5	12	10	10,5	10	13	9,5	10,5	12,5			
Minimum. . ,	6,5	8,5	7	8	6	5,5	6,5	4,5	7	8			

légèrement augmentée, épreuves qui concernent les hommes de plus de quarante ans, présentant d'ailleurs d'autres signes cliniques d'hypertension, on trouve constamment des chiffres d'hypotension ; cette hypotension atteint souvent des limites extrêmement basses : 5, 5, ou 5, ou même 4, 5 de pression Mn. De telles pressions Mn exposent à la syncope et au collapsus cardiaque (Moulinier) ; elles impliquent généralement un pronostic sévère (Josué).

Le repos et le régime ramènent un relèvement rapide de la pression, surtout chez les sujets dont la pression initiale est la plus basse ; le relèvement atteint également les chiffres Mn et Mx. On appréciera l'importance de ce relèvement en consultant le tableau suivant, qui indique les pressions constatées, à plusieurs jours d'intervalle, chez dix sujets figurant dans le tableau précédent.

Les basses pressions que nous venons de signaler, s'accompagnent régulièrement d'une bradycardie légère ; le nombre des pulsations artérielles oscille entre 60 et 70 par minute. Cette bradycardie s'atténue quand la pression sanguine se relève. Les troubles du rythme sont exceptionnels.

Sauf chez quelques cardiopathes anciens, — maladie mitrale, rétrécissement aortique, aortite —, les limites du cœur sont normales. Mais les bruits sont habituellement sourds. Cette dernière remarque s'applique surtout au deuxième ton aortique : celui-ci est également sourd chez les malades atteints d'albuminurie.

Thermométrie. — Il y a parmi les déportés un certain nombre de tuberculeux et de suppurants ; ceux-là ont la fièvre que provoque la maladie surajoutée.

Les autres présentent tous, au moment de l'entrée à l'hôpital, des températures quelque peu inférieures à la normale. La période d'hypothermie se prolonge pendant plusieurs jours ; la température ne se relève que lentement ; il faut deux semaines au moins pour qu'elle atteigne la normale.

Au cours de la période d'hypothermie, on observe quel-

Dates.											
8 mars 1917 (entrée dans le service).	Maximum.	13	12	10,5	13	12	13	10,5	10	11,5	11,5
	Minimum.	6,5	7,5	5,5	7	6,5	6,5	5,5	5	6,5	6
21 mars 1917.	Maximum.	13,5	13	12,5	13,5	12	14	12	12	13	12
	Minimum.	7,5	9	6,5	8,5	8	8	7,5	6	7	7
31 mars 1917.	Maximum.	13,5	15	13,5	15	12,5	14,5	12,5	12	14	13
	Minimum.	8	9	9	9	8	8.5	7,5	7	8	7
Augmentation.	Maximum.	0,5	3	3	2	0,5	1,5	2	2	2,5	1,5
	Minimum.	1,5	1,5	3,5	2	1,5	2	2	2	2,5	1

Augmentation moyenne. Maximum. . 1,85

Minimum. . 1,85

ques relèvements brusques et de très courte durée ; un repas trop copieux, une promenade, une émotion morale déterminent ces petits soubresauts qui donnent au tracé une allure cahotée très particulière. (Voir surtout le tracé de Hertog, Alphonse, de Gand.) Ce caractère thermolabile s'observe même chez les déportés qui n'offrent pas de symptômes de tuberculose.

Gérard Félix, Courtrai.

Mai 1917

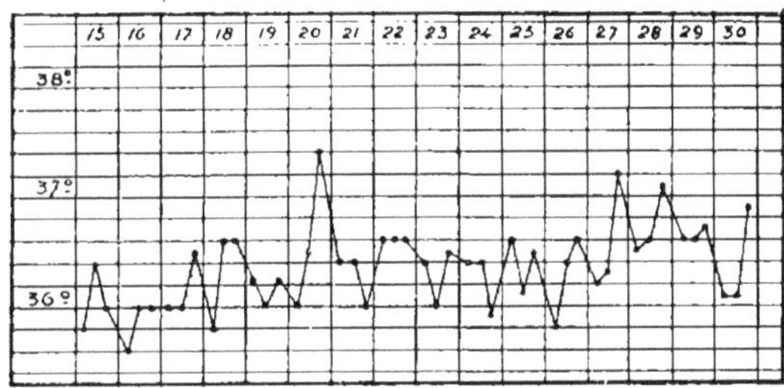

Hertog, Alphonse, de Gand.

Juin 1917.

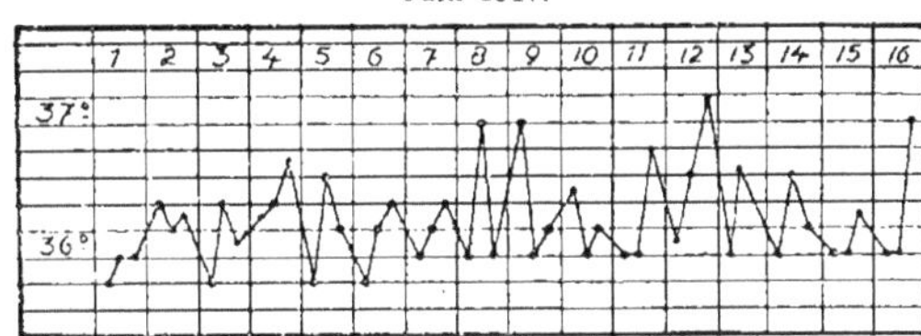

Ampe, Adolphe, de Mont-Saint-Amand.

Juin 1917.

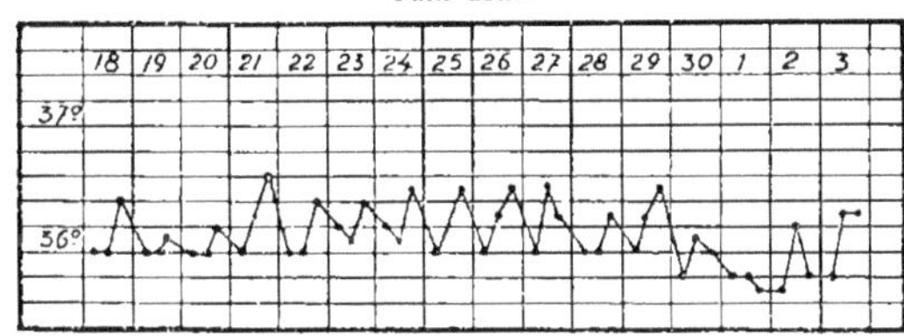

Le redressement de la courbe thermique et le relèvement de la pression sanguine s'accompagnent d'une augmentation rapidement croissante de la quantité d'urée éliminée en vingt-quatre heures. Nous avons consigné dans un tableau les résultats des analyses successives pratiquées chez quatorze déportés, reçus à l'hôpital Saint-Pierre le 5 mars 1917.

Relèvement du taux de l'urée éliminée en vingt-quatre heures (malades non albuminuriques).
Série de déportés reçus à l'Hôpital Saint-Pierre le 5 mars 1917.

Noms	6 mars 1917	12 mars 1917	20 mars 1917	26 mars 1917	3 avril 1917	11 ou 12 avril 1917
Collaert	8.94	16.96	23.25	17.46	24.36	24.72
Dumont	12.55	20.90	29.40	27.64	30.10	32.41
Acke	17.10	20.25	27.13	23.10	28.29	26.60
Westelynck . . .	20.80	19.29	35.88	27.43	42.84	33.43
Deveylder . . .	9.98	33.49	33.91	39.77	38.97	
Vandertaelen. . .	16.70	15.81	28.84	23.52	27.49	19.14
De Veirman . . .	16.96	19.50	31.30	22.11	23.37	33.14
Barbieux	17.49	25.04	24.42	40.75	39.40	
Timmerman . . .	10.00	22.61	24.26	27.74	24.27	39.84
Van Exterghem . .	15.07	14.75	19.50	23.11	37.48	30.75
Deremaux . . .	16.88	20.68	26.99	24.87	35.18	
Vandenbossche . .	2.81	13.19	15.60	9.54	28.25	32.41
Dasseleer. . . .	13.18	18.47	18.58	17.45	31.66	37.68
De Wenne . . .	9.92	27.14	31.16	27.48	30.15	

Quelques graphiques contribuent à mettre en relief les progrès de l'élimination :

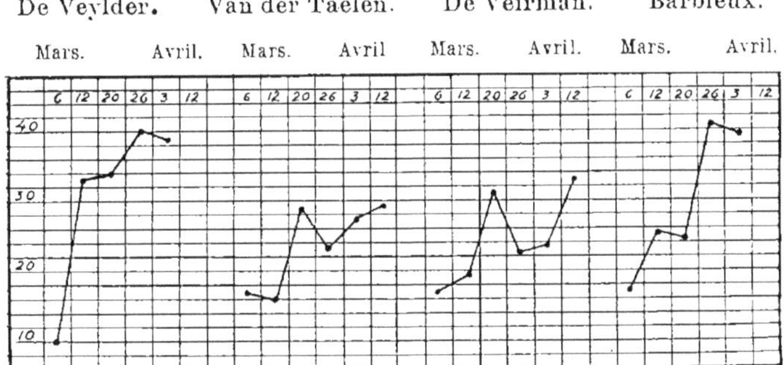

Examen du sang (1). Tous les déportés, indistinctement présentent une réduction assez notable du taux de l'hémoglobine. Le nombre des hématies est, le plus souvent, voisin de la normale. Il n'y a pas de modification appréciable des dimensions et de la forme des globules rouges. Le tableau ci-dessous renseigne, pour les dix-huit déportés, entrés les premiers à l'hôpital, le taux de

(1) Ces analyses ont été faites par MM. Delaet et Hulet, internes du service.

l'hémoglobine, le nombre des hématies et l'indice globulaire :

Numéros.	Hémoglobine.	Hématies.	Indice globulaire.
1	70	5,120,000	0.68
2	90	5,150,000	0.87
3	80	5,100,000	0.77
4	90	5,100,000	0.89
5	90	5,180,000	0.86
6	80	4,800,000	0.83
7	80	4,250,000	0.95
8	80	3,900,000	1.02
9	85	5,120,000	0.82
10	70	4,920,000	0.71
11	85	4.720,000	0.90
12	80	5,300,000	0.75
13	85	4,500,000	0.90
14	75	4,270,000	0.87
15	70	3,920,000	0.89
16	90	5,430,000	0.82
17	80	5,200,000	0.76
18	90	5,120,000	0.87

Quelques semaines de séjour à l'hôpital déterminent un léger relèvement du taux de l'hémoglobine ; le nombre des globules rouges ne se modifie pas sensiblement.

Parmi les cents premiers malades reçus à la clinique de l'hôpital Saint-Pierre :

49 comptent 6,000 à 8.000 leucocytes par millimètre cube de sang ;

29 présentent de la leucopénie ;

22 offrent de la leucocytose.

La leucopénie s'observe chez des sujets qui n'accusent d'autres symptômes que ceux de l'épuisement. Nous donnons plus loin les résultats des numérations leucopéniques ; on y relève certains chiffres exceptionnellement bas; ces leucopénies extrêmes coïncident régulièrement avec un taux très faible d'hémoglobine.

L'ordre suivi pour l'énumération est celui dans lequel les analyses ont été effectuées :

4,500	4,600	5,000	5,700	4,000 (*a*)
4,200	4,800	4,800	5,900	4,800
5,200	5,400	4,700	3.100	3,600
1,300	4,000	5,100	5,700	3,700
2,800	5,700	5,800	4,700(*b*)	*1,100*
5,400	3,300	4,600	3,100	

La leucopénie a généralement disparu après un mois de séjour à l'hôpital. Deux fois la leucopénie a fait place à une leucocytose modérée

a) 4,000 devient 9,100 ;

b) 4.700 devient 10,300.

La leucocytose qui, dans la grande majorité des cas, se maintient dans des limites restreintes, trouve habituellement sa raison d'être dans des accidents morbides qui s'ajoutent à l'épuisement. Ainsi, nous relevons :

Quinze cas de tuberculose pulmonaire ou ganglionnaire, avec : 17.500, 9.400, 10 200, 8.900, 14.200, 9.200, 9.400, 9.300, 11.500, 9.500, 10.000, 9.600, 11.000, 8.900, 9.200 globules blancs,

Un cas d'arthrite suppurée du genou, avec 10.300,

Deux cas de plaies multiples et étendues des membres, avec : 9.200, 14.000.

Un cas de néphrite, avec : 22.000,

Trois cas, sans justification clinique précise, avec : 9.200, 15.300, 10.400.

Quant à la différenciation des variétés de leucocytes, elle ne fournit aucune indication qui mérite d'être notée.

Altérations rénales. — Un intérêt spécial s'attache à l'étude de l'appareil urinaire, parce que tous les déportés, indistinctement, présentent des symptômes caractéristiques d'insuffisance rénale. Mais l'intensité de ces signes cliniques varie infiniment ; on trouve tous les intermédiaires entre la simple débilité rénale et le mal de Bright confirmé.

Nous empruntons à Castaigne la dénomination très suggestive de « débilité rénale » et nous lui conservons la définition fort précise de l'auteur (1) :

« Un état morbide particulier des reins, qui est essen-
« tiellement caractérisé par ce fait, que les organes
« n'offrent pas une résistance suffisante aux infections
« et aux intoxications et laissent filtrer l'albumine sous
« l'influence de la cause la plus légère. »

Comme on va le voir, la dénomination de « débilité rénale » s'applique parfaitement aux reins de nos malades. Sans doute, dans la plupart des cas, il n'y a pas d'albuminurie, mais il y a constamment d'autres troubles fonctionnels, et surtout de la rétention chlorurée. Cette débilité ne tarde, d'ailleurs, pas à disparaître à la faveur du repos et du régime, et quand les malades quittent l'hôpital, les fonctions rénales sont complètement rétablies.

La débilité rénale dont nous allons détailler les symptômes nous apparaît, à l'égal des autres troubles que nous avons étudiés jusqu'ici, comme la conséquence directe du régime insuffisant et défectueux ainsi que des conditions d'hygiène fâcheuses auxquelles les malades ont été soumis pendant la durée de la déportation.

Dans un précédent paragraphe, nous avons déterminé la valeur calorimétrique du régime et nous en avons établi le déficit. On comprendra sans peine que des ouvriers nourris de la sorte durant des mois, chargés d'un travail

(1) *Voir* Castaigne : *Maladies des reins.* Paris, 1912, p. 106.

des plus rude, exposés sans cesse à des tortures physiques et morales, se débilitent rapidement et deviennent une proie facile pour les maladies de tous ordres.

D'autre part, les conditions d'hygiène que nous avons énumérées : privation de bains et de linge propre, logements insalubres, exposition au froid et à l'humidité, mettaient en péril le fonctionnement des émonctoires et favorisaient l'apparition des accidents d'insuffisance rénale.

Laissant de côté les cas de néphrites confirmées, que nous développerons plus loin, nous constatons que tous les déportés ont eu, pendant leur séjour en France, des œdèmes plus ou moins étendus des membres et de la paroi abdominale. Ces œdèmes, qui parfois s'étendaient au cou et à la face, disparaissaient généralement grâce au repos que les malades trouvaient dans les lazarets de campagne.

Au moment de l'arrivée à Bruxelles, les déportés ont le teint pâle, la face blafarde si commune chez les brightiques chlorurémiques Cette pâleur ne trouve pas sa justification dans la formule hématique qui a été établie précédemment; elle ne peut s'expliquer que par un certain degré de rétention chlorurée, sans œdème apparent; c'est le pré-œdème de Widal Un simple coup d'œil jeté sur quelques tableaux indiquant la courbe des poids, la diurèse, la chlorurie, observées pendant les premiers jours d'hospitalisation, donnera la preuve de cet état d'hydratation de l'organisme.

Dès leur entrée à l'hôpital, les malades sont soumis à un traitement identique. Exception est naturellement faite pour les brightiques albuminuriques, qui reçoivent un régime spécial. Après un bain de propreté, les déportés se mettent au lit; la plupart, au demeurant, ne demandent qu'à dormir; ils n'interrompent leur sommeil que pour prendre un peu de nourriture.

Tous nos pensionnaires accusent une faim vive. Cependant, le premier jour, nous ne leur accordons que deux litres de lait; le lendemain, on leur donne un litre de lait et le quart de ration ordinaire. Les jours suivants, ils reçoivent le régime commun de l'hôpital, augmenté d'un œuf et de cinquante grammes de lard gras.

Afin d'apprécier les résultats du traitement, nous mesurons régulièrement les urines, nous pesons les malades de trois en trois jours, nous procédons au dosage quotidien des chlorures urinaires ; enfin, la température axillaire est recueillie à sept, à douze et à dix-sept heures.

Sous l'influence du repos et du régime alimentaire, à l'exclusion de toute thérapeutique médicamenteuse, l'énergie du myocade se renforce, les reins se débloquent et une diurèse abondante ne tarde pas à se développer.

Les graphiques que nous reproduisons ici concernent des malades qui n'avaient pas d'albuminerie et ne présentaient aucun œdème apparent, au moment de leur arrivée à l'hôpital Saint-Pierre.

De Waele, Alfred, de Eyne. — Urines éliminées en 24 heures.

Entrée à l'hôpital : le 16 avril 1917:

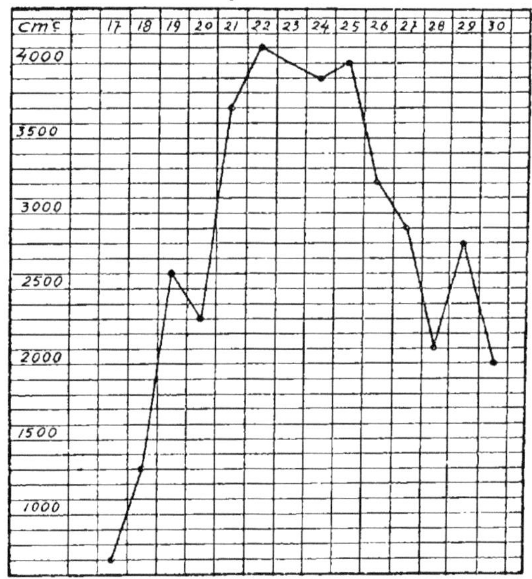

Chez un grand nombre de malades, la perte de liquide occasionnée par la diurèse n'empêche pas la courbe des poids de se relever dès les premiers jours de l'hospitalisation. C'est le cas de Pineux, Ponsart, De Waele, De-

Matthys, Cyrille, de Overboerlaere.   Urines éliminées en 24 heures.

Entrée à l'hôpital : le 14 mai 1917.

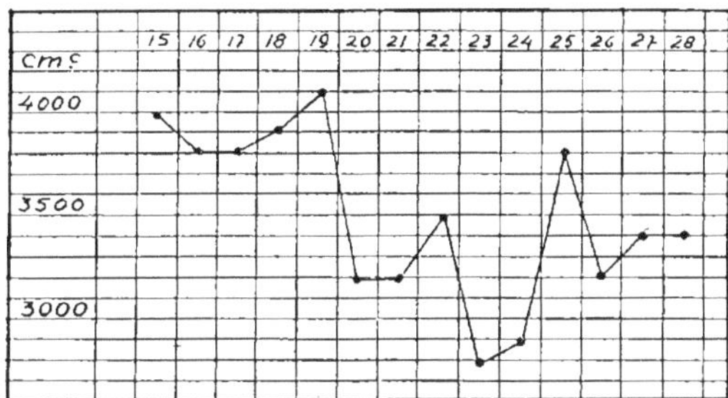

Van Roelenbosch, Charles. — Urines éliminées en 24 heures.

Entrée à l'hôpital : le 16 avril 1917.

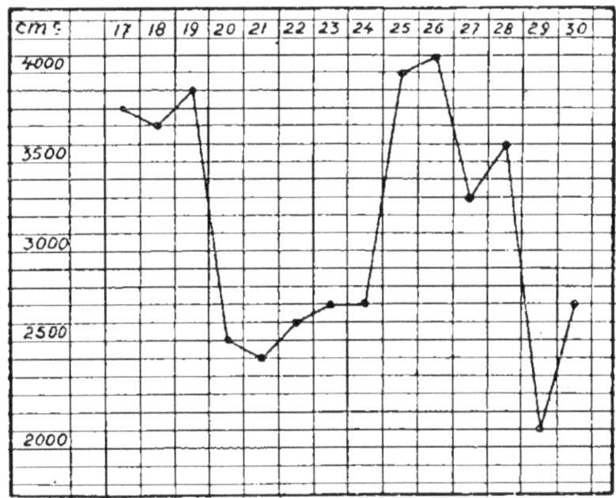

maeyer, D'Hazeleer et Nachtegael, dont nous avons déjà reproduit les tracés.

D'autres fois, la spoliation d'eau détermine une chute momentanée du poids; mais bientôt la courbe se redresse, sans que ce changement puisse être attribué, cette fois, à un processus d'hydratation. Tel est le cas de Matthys, Cyrille et de Van Roelenbosch, Charles.

Matthys, Cyrille, de Overboerlaere. — Courbe des poids.

Avril 1917.   Mai.

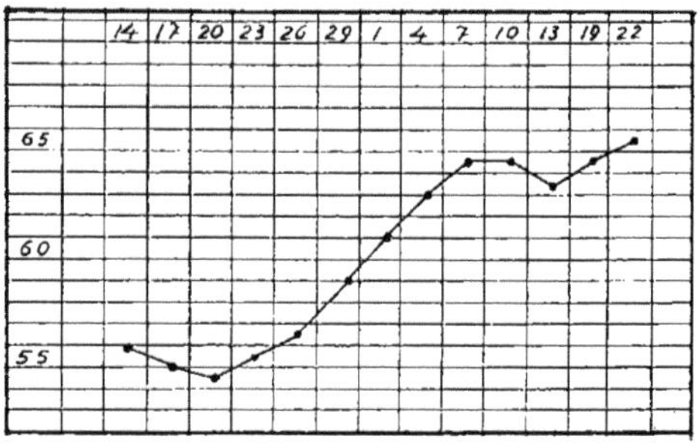

Van Roelenbosch, Charles. — Courbe des poids.

Mai 1917.   Juin.

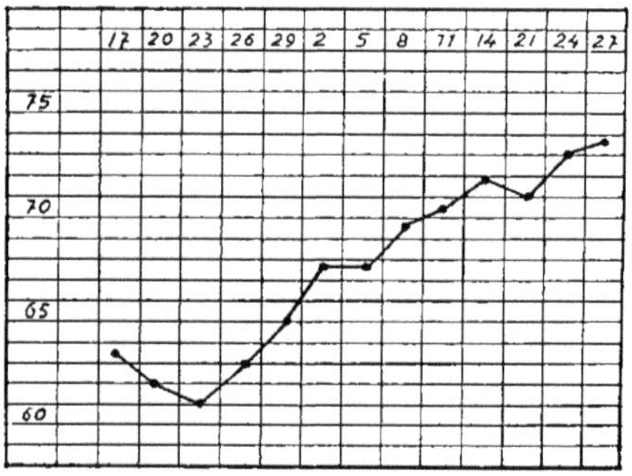

L'élimination des chlorures accompagne la diurèse ; la différence entre les chlorures éliminés et ceux absorbés avec les aliments, est considérable. L'exemple de Matthys, Cyrille, d'Overboerlaere, est caractéristique. Ce déporté n'était pas albuminurique ; il ne présentait pas d'œdèmes apparents :

Dates.	Chlorures ingérés.	Chlorures éliminés.	Différence.
	Grammes.	Grammes.	Grammes.
15 mai 1917 . .	3	26	23
16 — .	7	23	16
17 —	13	30	17
19 —	13	28	15
21 —	13	22	9
22 —	13	21	8
23 —	13	24	11
24 —	13	17	4
25 —	13	20	7
26 —	13	21	8

Matthys, Cyrille, de Overboerlaere.

Chlorures éliminés en 24 heures (courbe supérieure).
Chlorures absorbés en 24 heures (courbe inférieure).

Mai 1917.

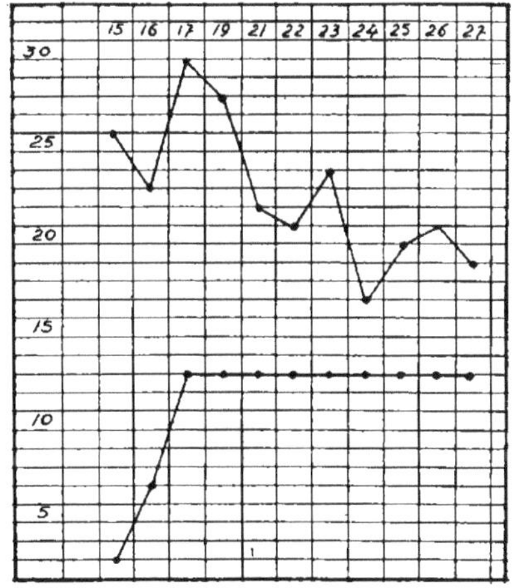

Matthys a donc éliminé en dix jours 118 grammes de chlorures empruntés à l'intimité de ses tissus.

Un grand nombre de malades, tant néphritiques confirmés que débiles rénaux, ont été soumis à l'épreuve de l'élimination provoquée (1). La technique employée est la suivante : On injecte dans la fesse un centimètre cube d'une solution aqueuse de bleu de méthylène à cinq pour cent ; les urines sont recueillies d'heure en heure pendant la première journée ; elle sont examinées de trois en trois heures, les jours suivants.

Chez les malades entrés récemment à l'hôpital, l'élimination du bleu de méthylène ne s'effectue jamais d'une manière normale ; toujours elle est irrégulière ; toujours elle se prolonge au-delà de quarante-huit heures.

Le graphique ci-dessous montre la marche de l'élimination du bleu chez Declercq, Prosper. Nous choisissons ce sujet à dessein ; il ne présente pas d'albuminurie, pas de rétention chlorurée ; tous les organes sont intacts. Declercq a été envoyé à Bruxelles, à cause d'une plaie traumatique siégeant au dos du pied droit.

De Clercq, Prosper.

Élimination provoquée. — Bleu de méthylène. — Injection à 10 heures.

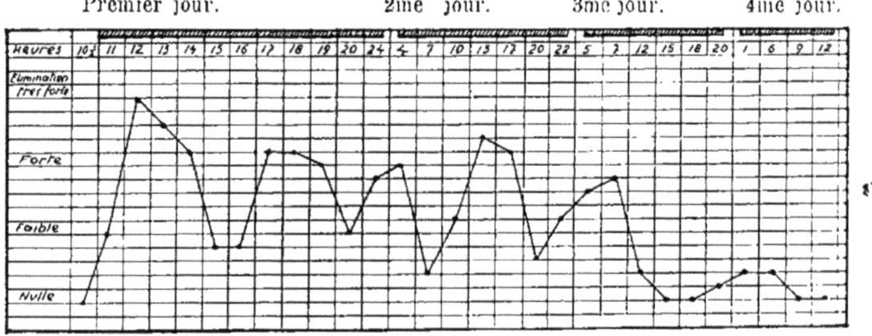

Mais la perturbation apparaît inégale pour les diverses fonctions rénales. Tandis que l'élimination provoquée du

(1) On a préconisé diverses substances pour l'étude de l'élimination provoquée. Nous donnons la préférence au bleu de méthylène lequel fournit des épreuves à la fois claires et précises.

bleu de méthylène s'effectue imparfaitement et que la rétention des chlorures détermine des œdèmes parfois notables, on ne trouve chez aucun malade la rétention azotée : les signes cliniques d'urémie manquent constamment (1) ; le dosage de l'urée du sang donne régulièrement des chiffres inférieurs à 0 gr. 35 pour mille.

Cette constatation est d'importance capitale au double point de vue du traitement et du pronostic ; elle a permis d'administrer promptement, en dépit de certains signes d'insuffisance rénale, un régime reconstituant, riche en matières albuminoïdes. On sait, d'autre part, que même dans les cas de mal de Bright confirmé, l'albuminurie et la chlorurémie comportent un pronostic relativement bénin ; la gravité résulte surtout de l'azotémie et de l'hypertension, lesquelles font défaut chez les déportés.

Parmi les quatorze cas de néphrite confirmée que nous avons pu suivre, il est des formes cliniques assez variées. Nous ne pouvons mieux faire que de résumer ici les observations les plus caractéristiques.

Albuminurie. — Anasarque. — Guérison.

Observation.

Willaert, Cyrille, de Gand, 34 ans, journalier, marié et père de trois enfants bien portants.

Père mort à un âge avancé. Mère morte à soixante-deux ans, d'une affection cardiaque. Six frères et sœurs sont en bonne santé; cinq ont succombé en bas-âge.

Willaert est sobre ; sa santé a toujours été excellente ; le malade se rappelle avoir eu une pneumonie dans l'enfance.

Déporté à Romagne, Willaert y est successivement ouvrier agricole, bûcheron et débardeur ; il travaille dix heures par jour ; la nuit, il repose sur une planche, dans une écurie où il souffre

_____

(1) Nos investigations ont porté principalement sur les petits signes d'urémie : doigt mort, crampes, vertiges, bourdonnements, démangeaisons, épistaxis.

cruellement du froid. Le régime alimentaire est celui de tous les déportés.

Willaert devient malade trois mois après son arrivée en France; il est atteint d'une entérite violente; on l'envoie au lazaret de campagne et, plus tard, à l'hôpital de Stenay. Alors apparaît un anasarque énorme, à raison duquel on transfère Willaert à Bruxelles; le malade arrive à l'hôpital Saint-Pierre le 17 avril 1917.

Un interrogatoire minutieux ne révèle aucun symptôme de rétention azotée. Il n'y a pas de maux de tête, pas de troubles oculaires, pas de sensation de doigt mort, pas de vomissements. Willaert se plaint d'une oppression assez violente, mais celle-ci ne tardera pas à disparaître, dès que l'infiltration œdémateuse aura quelque peu diminué.

L'aspect du malade est frappant : l'anasarque est colossal ; la face est pâle, blafarde, bouffie, immobile, sans expression. La peau est lisse, luisante, tendue, complètement dépourvue de rides. La paroi abdominale, le tronc, les membres, les bourses sont durs, infiltrés de sérosité. Il n'y a pas d'épanchement dans les grandes cavités séreuses.

Willaert présente des signes de catarrhe bronchique et d'hypostase bilatérale. Le pouls, à 19 au quart de minute, est régulier, égal, petit et dépressible. L'oscillomètre de Pachon indique :

Pr. Mx = 13 ;

Pr. Mn = 6.

Les bruits du cœur sont sourds ; il n'y a pas de renforcement du deuxième ton aortique.

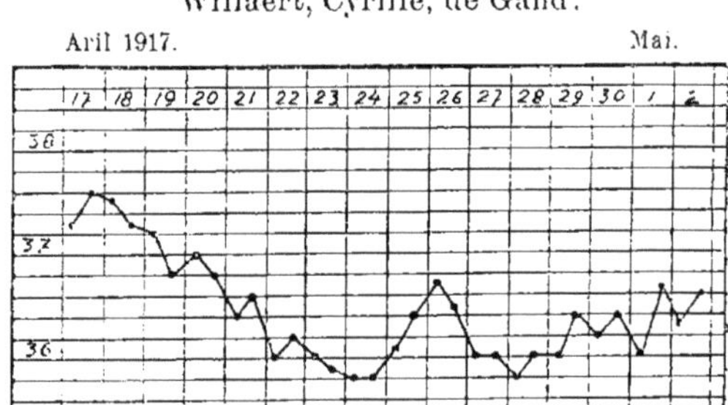

Willaert, Cyrille, de Gand.

La courbe thermique se divise en trois stades : pendant les quatre premiers jours, la température est subfébrile, à raison sans doute, des accidents bronchiques ; vient ensuite une période d'hypothermie, suivie elle-même, d'une phase de températures normales.

L'épreuve du bleu de méthylène est pratiquée quatre jours après l'entrée à l'hôpital : l'élimination est retardée de quatre heures ; elle s'effectue alors faiblement, avec une lenteur extrême. L'urine contient encore de la matière colorante, quatre jours après l'injection. L'examen du tracé établit que l'élimination est également cahotée et irrégulière.

Willaert, Cyrille, de Gand.

Élimination provoquée. – Bleu de méthylène. - Injection à 10 h. 1re épreuve

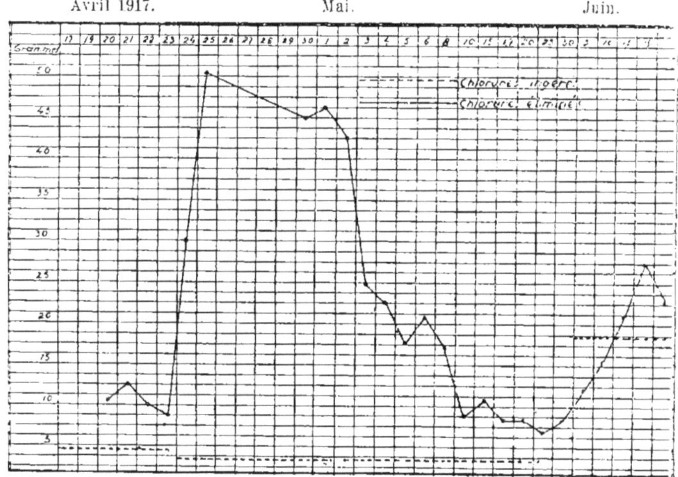

Willaert est soumis au repos complet ; il reçoit un régime hypochloruré sous la forme de deux litres de lait (chlorures = 3 gr. 20).

Willaert, Cyrille, de Gand. — Chlorures éliminés en 24 heures.

Sous l'influence de ce régime, la diurèse s'établit et l'élimination des chlorures de rétention se dessine. Un léger fléchissement s'étant produit les 21 et 22 avril, nous substituons le régime achloruré strict à la diète lactée. Cette fois, la diurèse et l'élimination des chlorures prennent un essort extraordinaire.

Dès le vingt-huit avril, les œdèmes de la face, du tronc et des membres ont, à fort peu près, disparu ; les rides de la face sont bien dessinées ; à peine il persiste une légère infiltration de la région malléolaire.

Le 3 mai, l'œdème malléolaire s'est dissipé à son tour ; une imbibition des tissus, un certain pré-œdème perdure encore.

L'équilibre des chlorures est atteint le dix-neuf mai : à cette date, le malade supporte l'ingestion de pain et d'un peu de sel.

Après le 2 juin, Willaert reçoit le régime ordinaire de l'hôpital et n'en éprouve aucun dommage.

Le tableau des pesées quotidiennes est aussi suggestif que la courbe des urines et celle de la chlorurie : à son arrivée à l'hôpital Saint-Pierre, Willaert pèse quatre-vingts kilogs. Après une brève et légère augmentation, due à une exagération de l'hydrémie, le poids diminue rapidement : le 27 avril, la perte atteint cinq kilogs en vingt-quatre heures. Du 1er au 20 mai, les variations sont négligeables. Depuis le 25 mai, le poids se relève progressivement jusqu'à soixante-cinq kilogs. Avant la déportation, Willaert pesait soixante-neuf kilogs.

L'augmentation de poids des derniers jours ne résulte pas d'une infiltration nouvelle des tissus ; elle traduit un relèvement notable de l'état général. Il suffit, pour s'en convaincre, d'examiner le tracé d'élimination des chlorures ; ce tracé démontre qu'à cette période de la maladie, les chlorures urinaires équivalent exactement aux chlorures ingérés.

Nous avons reproduit ci-dessus un tracé montrant l'élimination provoquée du bleu de méthylène, pratiquée vers le 20 avril ; cette élimination était retardée, prolongée et irrégulière.

Une seconde épreuve, faite le 12 juin, donne, cette fois, une élimination normale : la matière colorante apparaît dans l'urine dès la première demi-heure qui suit l'injection ; elle va ensuite augmentant pendant quatre heures ; l'élimination se poursuit régulièrement, et se termine complètement en cinquante-sept heures.

Le repos et le régime ont exercé une influence également
heureuse sur l'albuminurie. L'urine contient :

0 gr. 75 p.m. d'albumine le 18 avril ;
0 gr. 60   »   »   19 » ;
0 gr. 25   »   »   20 » ;
0 gr. 15   »   »   21 » .

Willaert, Cyrille, de Gand — Urines éliminées en 24 heures.

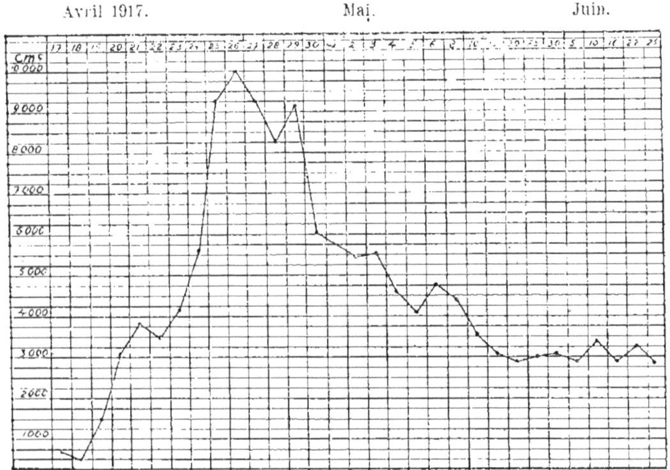

Willaert, Cyrille, de Gand. — Courbe des poids.

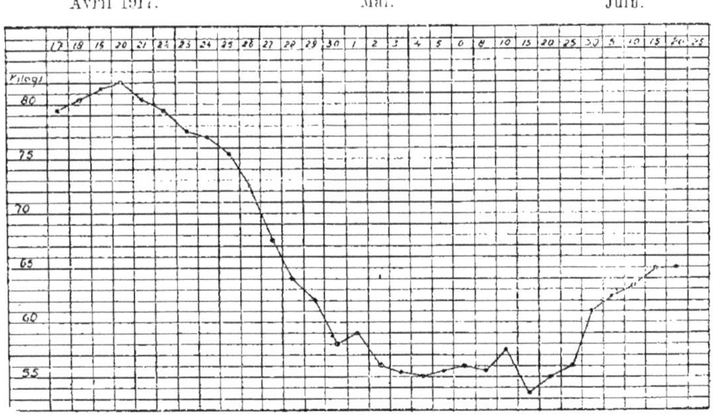

Pendant le mois de mai, on ne trouve plus que des traces indosables. Après le 29 mai, l'albumine a complètement disparu. La disparition s'est maintenue jusqu'au départ du malade, bien que celui-ci ait reçu, vers la fin du séjour à l'hôpital, une alimentation carnée et normalement chlorurée.

Willaert, Cyrille, de Gand.

Élimination provoquée.— Bleu de méthylène.— Injection à 9 h. 2e épreuve

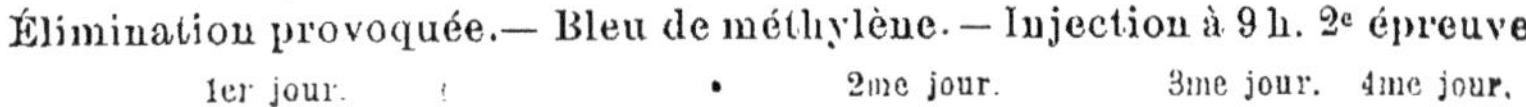

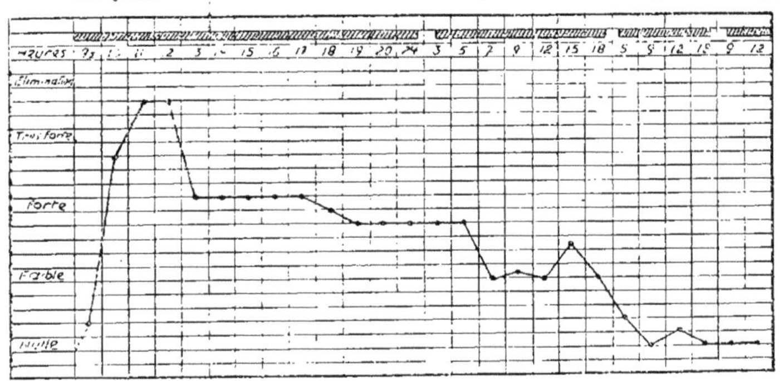

L'observation de Willaert peut se résumer comme suit : intoxication par les voies digestives, altération du myocarde et troubles de la perméabilité rénale. A la faveur du repos et du régime, le myocarde récupère sa contractilité et la perméabilité rénale se rétablit. La guérison paraît complète.

Albuminurie. — Hématurie. — Anasarque. — Ascite. — Guérison.

Observation.

Straelens, Louis, de Saint-Gilles, lez-Termonde, ouvrier agricole, 41 ans. Marié et père de deux enfants. N'a jamais été malade.

A été déporté le 1er décembre 1916 ; a travaillé aux routes dans le secteur de Damvillers ; a reçu le régime ordinaire des ouvriers belges ; a vécu dans des conditions d'hygiène déplorables.

Devient malade en avril 1917 et présente un œdème des membres inférieurs qui se développe rapidement. Le médecin ordonne le transfert au lazaret de campagne.

Straelens arrive à l'hôpital Saint-Pierre le 16 juin. A ce moment la face est bouffie, blafarde ; un œdème volumineux occupe les flancs et les membres inférieurs ; il existe un épanchement abondant dans le péritoine, les plèvres et le péricarde. Les urines contiennent du sang et de l'albumine. Le malade n'accuse aucun signe de rétention azotée ou d'insufflsance hépatique. On perçoit un bruit de galop aux orifices auriculo-ventriculaires.

L'épreuve du bleu de méthylène donne un résultat insolite. Sauf au cours de quelques mictions isolées, il n'y a aucune trace d'élimination du colorant. Même alors l'urine ne présente qu'une teinte bleuâtre, à peine appréciable.

Straelens, Louis, de Saint-Gilles lez-Termonde.

Élimination provoquée du bleu de méthylène. —
Injection à 9 h. 1re épreuve.

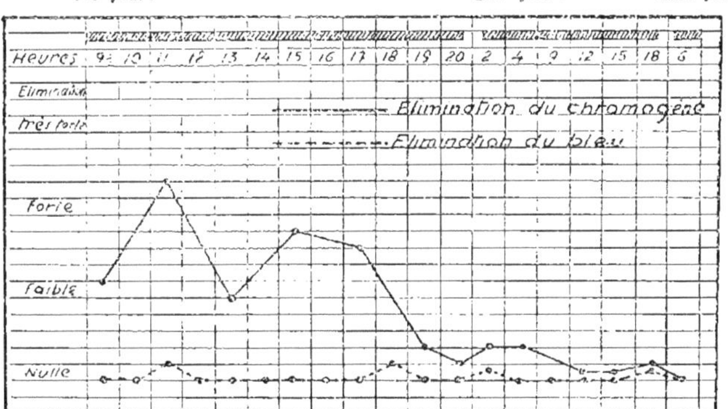

Mais l'élimination s'effectue abondante sous la forme de chromogène ; cette élimination est irrégulière, polycyclique et se prolonge cinquante heures environ.

Nous prescrivîmes le repos au lit ; le malade reçut deux litres de lait, un œuf, deux cents grammes de pain sans sel, une soupe au lait.

Sous l'influence de ce régime, lequel comportait approximativement cinq grammes de chlorure de sodium, la diurèse s'établit rapidement (quatre à cinq litres d'urine en vingt-quatre heures), accompagnée de chlorurie. Dès le 24 juin, l'équilibre chloruré était rétabli, l'œdème et les épanchements des séreuses avaient disparu ; on ne percevait plus le bruit de galop, il n'y avait plus de sang et d'albumine dans l'urine ; le poids était tombé de soixante et onze à soixante kilogrammes.

La guérison s'est maintenue, bien que Straelens ait été soumis au régime normalement chloruré. Lorsque le malade a quitté l'hôpital, le poids s'était relevé à quatre-vingts kilogrammes, sans qu'on trouvât d'ailleurs aucun indice de rétention hydrique.

Straelens, Louis, de Saint-Gilles lez-Termonde.

Élimination provoquée du bleu de méthylène. —
Inject. à 10 h. 2ᵉ épreuve.

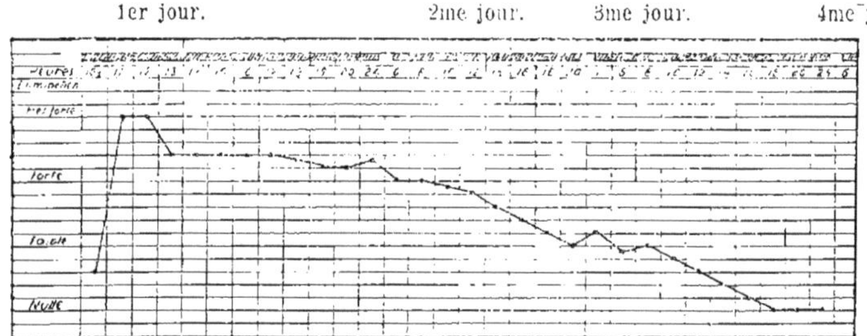

L'épreuve du bleu de méthylène, répétée le 11 octobre, donne une élimination normale de la matière colorante.

*Albuminurie. — Hématurie. — Anasarque. —
Guérison.*

Observation.

L'histoire de Deroose, Pierre, de Gand, rappelle singulièrement celle de Straelens. Toutefois, les œdèmes avaient disparu au moment où Deroose est arrivé à l'hôpital Saint-Pierre. L'hématurie était beaucoup plus copieuse que chez le précédent malade.

D'autre part, Deroose présente un certain degré d'azotémie : le dosage de l'urée dans le sang, pratiqué au moment de l'entrée dans le service, donne cinquante-sept centigrammes par litre.

L'élimination du bleu de méthylène est peu intense, irrégulière, polycyclique ; elle se prolonge au-delà de soixante-douze heures.

A la faveur du traitement. — repos, diète lacto-végétale achlo-

De Roose, Franz, de Gand.

Élimination provoquée. Bleu de méthylène. Injection à 9 1/2 h. — 2e épr.

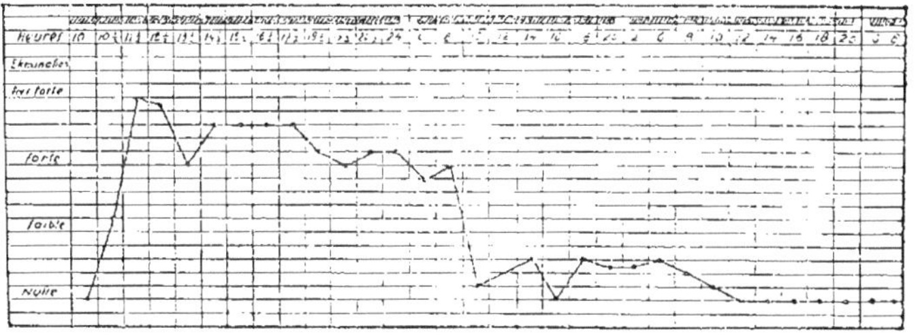

rurée, — le poids du corps diminue, la chlorurie s'établit, en même temps que la diurèse. Bientôt, l'équilibre des chlorures se réalise et le poids du corps se relève progressivement. Après deux mois de séjour, le sang et l'albumine urinaire ont disparu, l'urée du sérum sanguin est tombée à trente-six centigrammes par litre. La guérison se maintient après que le malade a été soumis, pendant deux semaines, au régime ordinaire de l'hôpital.

Quelques jours avant le départ de Deroose, l'épreuve du bleu

De Roose, Franz, de Gand.

Élimination provoquée.— Bleu de méthylène.— Inject. à 10 h. 2e épreuve de méthylène donne une élimination normale de la matière colorante.

Albuminurie. — Hématurie. — Disparition de l'hématurie. — Retour de la perméabilité aux chlorures, — Persistance de l'albuminurie.

Observation.

De Decker, Gustave, de Saint-Gilles, lez-Termonde, ouvrier marbrier, 39 ans, marié et père de deux enfants. Hérédité indemne de tares. N'a jamais été malade.

Cet homme robuste a été particulièrement éprouvé au cours de la déportation ; son histoire, que nous résumons brièvement, prouve, mieux qu'aucune autre, que les divers troubles morbides relevés chez nos malades, sont bien les conséquences des conditions déplorables d'hygiène et des mauvais traitements dont nos compatriotes ont été les victimes.

De Decker est convoqué le 1er décembre 1916 ; il passe deux jours dans la caserne de Termonde, où il couche sur des dalles froides et où il reçoit une nourriture tout à fait insuffisante. Un voyage de vingt-quatre heures le conduit dans la région de Verdun.

Pendant treize semaines, De Decker travaille à peu de distance du front : les obus tombent sans cesse autour de lui. Le jour, il abat et scie des arbres ; la nuit, il repose sur un treillis de fil de fer et souffre constamment du froid.

Un jour que le bombardement est très violent, De Decker est contraint de fuir à travers les marais, tandis qu'il tombe une pluie abondante. Huit jours après, le malheureux est atteint de pleurésie ; on l'envoie immédiatement au lazaret.

A peine guéri, De Decker est employé à réparer les routes ; quelques semaines plus tard, il travaille de nouveau dans les bois ; cette fois, il est particulièrement en butte aux brutalités des soldats allemands.

Vers le 25 avril 1917, De Decker présente un anasarque qui croît rapidement et se complique bientôt d'ascite. Le malade est alors hospitalisé une seconde fois et doit subir, à deux reprises, l'opération de la paracentès abdominale.

— 59 —

Quand De Decker arrive à Bruxelles, les œdèmes ont disparu.
Les bruits du cœur sont sourds ; la tension artérielle est faible :

P. Mx = 10,5 ;

P. Mn = 6.

Les urines contiennent du sang et de l'albumine.

L'analyse du sang donne :

Hémoglobine : 55 p. c. ;

Hématies : 4,160,000 ;

Leucocytes : 5,600.

Le sérum du sang contient 24 centigrammes d'urée par litre.

L'élimination du bleu de méthylène est fort cahotée et irrégulière ; à plusieurs reprises, l'élimination s'interrompt complètement pendant plusieurs heures.

De Decker, Gustave, de Saint-Gilles. lez-Termonde.
Élimination provoquée — Bleu de méthylène.— Inject. à 9 h. 1ᵉ épreuve.

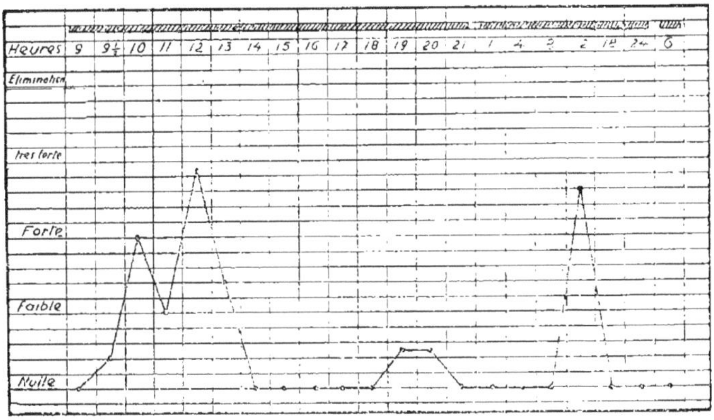

L'examen de la vessie et des uretères, pratiqué par M. le docteur Hermans, ne révèle l'existence d'aucune anomalie. Le sédiment urinaire ne renferme pas de bacilles de la tuberculose. (Épreuve plusieurs fois répétée.)

Sous l'influence du régime lacto-végétal, une diurèse modérée s'établit ; le sang disparaît bientôt de l'urine, mais l'albuminurie persiste, même après quatre mois de repos et d'alimentation appropriée.

Bien que moins cahotée, l'élimination du bleu de méthylène, vérifiée au cours du mois d'octobre, demeure prolongée et un peu irrégulière.

De Decker, Gustave, de Saint Gilles lez-Termonde.

Élimination provoquée. — Bleu de méthylène. — Inject. à 10 1/2 h. 2ᵉ épreuve.

1er jour.   2me jour.   3me jour.   4me jour.

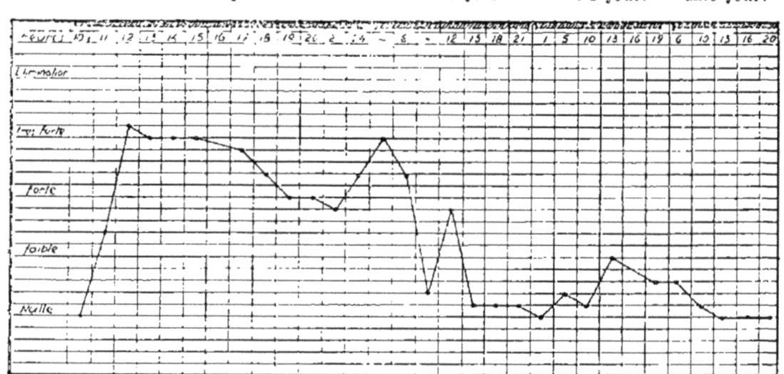

Il persiste donc chez De Decker un état manifeste d'instabilité rénale ; notre malade porte, sans aucun doute, une lésion indélébile, laquelle constitue une menace pour la vie entière ; une infection, même légère, suffira à provoquer des accidents rénaux dont il est impossible de prédire la gravité.

Conclusions concernant les symptômes rénaux.

Ces quatre observations donnent une idée exacte de ce que sont les cas de néphrites confirmées, observés chez les déportés. L'examen de ces cas aboutit naturellement à la conclusion que les néphrites vraies ne peuvent être radicalement séparées des simples débilités rénales ; tous les intermédiaires existent entre les insuffisances les plus légères et les néphrites sévères de Willaert et de De Decker. La symptomatologie est partout la même : pas ou fort peu d'azotémie, des œdèmes, une rétention chlorurée intense, une élimination irrégulière du bleu de méthylène. Il est vrai que l'albuminurie ne s'observe que dans treize cas sur deux cents, et l'hématurie, dans neuf. Mais, à une exception près (observation de De Decker), l'albuminurie et l'hématurie disparaissent par le traitement. Aussi doit-on se demander si la plupart des déportés n'ont pas été, au début de la maladie, albuminuriques et même hématuriques ? Si imparfait qu'ait pu être le traitement dans les lazarets de campagne, le repos dont les malades y bénéficiaient a pu suffire à assurer la disparition du sang et de l'albumine urinaires.

L'instabilité rénale et les néphrites que nous venons de décrire appartiennent au groupe des processus aigus et subaigus ; leur évolution totale s'est déroulée en quelques semaines, tout au plus en un petit nombre de mois. La brièveté de la durée explique l'absence des complications cardio-vasculaires ; nos malades ne sont pas des hypertendus ; le cœur a conservé son volume normal ; il n'y a pas de renforcement du deuxième ton aortique, pas de bruit de galop.

A l'exception de De Decker, dont l'avenir comporte les réserves que l'on sait, les déportés nous paraissent réellement guéris ; il semble qu'ils doivent échapper à la sclérose rénale avec son redoutable cortège de symptômes.

Quand nous considérons les cas sévères comme guéris, nous ne basons pas notre opinion sur la seule disparition de l'albumine urinaire. Sans doute, cette disparition constitue un indice favorable, mais ce serait une erreur grave de faire de la cessation de l'albuminurie le critérium unique et indiscutable de la guérison d'une néphrite. Nous disposons d'autres moyens d'appréciation : nous savons que les reins de nos malades sont parfaitement perméables aux chlorures ; ces reins fournissent une élimination normale du bleu de méthylène ; enfin, fait capital, les déportés ne présentent pas de rétention azotée.

Résumé du chapitre II. — Si nous envisageons dans son ensemble le tableau clinique offert par la totalité des déportés, nous y découvrons sans peine un syndrôme constant, dont les éléments essentiels sont :

a) Un amaigrissement dépassant, chez certains malades, le quart du poids total ;

b) Une amyosthénie très marquée ;

c) Une hypothermie qui persiste après une période assez longue de repos, en dépit d'un régime alimentaire tonique.

d) Une débilité rénale, sans azotémie, mais avec chlorurémie intense et élimination imparfaite du bleu de méthylène. Chez quelques sujets la débilité rénale est profonde et il se développe de véritables néphrites avec albuminurie et hématurie.

Ce syndrome est, sans aucun doute, la conséquence du régime alimentaire, des soins défectueux d'hygiène, du surmenage et des mauvais traitements.

Par son insuffisance, le régime alimentaire a occasionné l'anémie, l'amaigrissement, l'amyosthénie, l'hypothermie ; par sa mauvaise qualité, il a provoqué les troubles gastro-intestinaux et la débilité rénale.

L'absence de soins corporels a aggravé l'état des travailleurs en troublant les fonctions des émonctoires.

Les conditions défectueuses de couchage ont exposé les déportés à l'action nocive du froid et de l'humidité.

Enfin, les sévices, les mauvais traitements ont contribué, pour une large part, à affaiblir les malades, à réduire leurs moyens de défense.

Ajoutons que depuis le début de la guerre, et surtout au cours de l'année 1917, la population civile de la Belgique occupée a fourni de nombreux cas de débilité rénale. Ces cas sont comparables à ceux des déportés, mais la gravité est généralement moindre. Les médecins du bassin houiller en signalent chez les ouvriers mineurs ; l'un de nous en a rencontré plusieurs dans un asile pour aliénés indigents. A l'hôpital Saint-Pierre, nous avons soigné beaucoup de chômeurs bruxellois dont le régime comprenait la ration de soupe et le pain délivrés dans les cantines communales ; plusieurs d'entre eux présentaient des infiltrations œdémateuses considérables. Tous ces malades guérissaient rapidement ; il suffisait d'un peu de

repos et d'une nourriture tonique pour assurer la résorption des liquides transsudés.

CHAPITRE III.

ACCIDENTS MORBIDES QUI COMPLIQUENT LE SYNDROME PRINCIPAL.

Considérations générales. – Affections médicales existant avant
la déportation ou survenues au cours de celle-ci. — Accidents chi-
rurgicaux.

Considérations générales. — La déportation a occasionné, chez certains de nos compatriotes, divers troubles
morbides qui se sont ajoutés au syndrôme décrit dans le
précédent chapitre. L'énumération complète de ces troubles serait dénuée d'intérêt ; nous limiterons nos observations à trois maladies qui résultent le plus directement
du fait de la déportation, et qui paraissent avoir exercé
les plus sérieux ravages ; la tuberculose pulmonaire, la
pleurésie et le rhumatisme articulaire aigu.

On se rappelle que l'enlèvement des hommes a été
exécuté sans contrôle médical, par une commission exclu-
sivement militaire. Il est arrivé ainsi que l'on déportait
des malheureux porteurs de lésions organiques graves.
Nous fournirons quelques exemples précis de ces abus
cruels et inexcusables.

Enfin, nombre de Belges ont souffert, pendant leur
séjour en France, d'affections chirurgicales : phlegmons
engelures, traumatismes. Ces malades ont reçu à Bruxelles.
les soins de M. le docteur Dordu, assistant à la clinique
chirurgicale ; nous résumerons très brièvement leur histoire à la fin de ce travail.

Autres maladies survenues au cours de la déportation.
— Au début de ce travail, nous avons mis en lumière les
horreurs des mois de déportation. On se souviendra des
locaux encombrés, trop restreints, où les hommes bien
portants reposaient côte à côte avec des tuberculeux avé-

rés. Et ces locaux n'étaient jamais désinfectés avant l'arrivée de nouveaux pensionnaires ! (1)

On se rappellera encore l'alimentation défectueuse à la fois par la quantité et par la qualité, le travail trop rude, les tortures physiques et morales, la pénurie de linge, le manque de soins de propreté.

Et alors on comprendra sans peine que la tuberculose se soit propagée parmi les déportés flamands. Nombre de ces hommes de vingt à trente ans ont contracté la maladie; chez ceux qui en étaient précédemment atteints, des lésions éteintes se sont rallumées pour évoluer avec une rapidité inusitée.

Un déporté présentait-il une poussée aiguë, l'autorité militaire n'en avait cure. Avant tout, il fallait continuer le travail :

D. . . , Pierre, de Lebbeke, est occupé à des coupes de bois, non loin d'Itancourt; il tousse et crache abondamment; il a de la fièvre, des points de côté violents. Peu importe, il doit peiner huit heures par jour. Le soir, il couche sur la paille, dans une écurie, au milieu de ses camarades.

C. . . . Hector, d'Edelaere, répare une route près de Montmédy ; une hémoptysie survient ; plusieurs jours se passent avant que le malade soit envoyé au lazaret.

H..., Gaston, de Deynze, est employé au transport de matériaux dans une scierie du secteur de Montmédy ; il tousse et expectore beaucoup ; il a de la fièvre (jusqu'à 39°5) et des sueurs nocturnes. Devenu malade vers les premiers jours de janvier, il n'est transféré à l'hôpital de Virton qu'à la mi-février

Afin d'établir la statistique des cas de tuberculose, nous avons pris soin d'examiner tous les déportés avec une attention particulière; nous avons, en outre, soumis

---

(1) En Allemagne, plus que dans n'importe quel pays, on sait que l'hygiène du logement est d'importance capitale dans la prophylaxie de la tuberculose. Il suffit de rappeler que les œuvres annexes des sanatoria allemands donnent un secours de loyer aux familles trop nombreuses pour le logement où il y a un tuberculeux.

chaque cas au contrôle de l'épreuve radioscopique C'est
ainsi qu'une première série de cent déportés comprend :

a) Sujets indemnes de tuberculose 58

b) Sujets portant des lésions exposées, pyréti-
ques, en période d'activité 10

c) Sujets portant des lésions discrètes, telles
que : condensation d'un sommet, synéchie pleurale,
adénopathie médiastine . , ... 32

Quarante-deux pour cent des déportés sont donc tuberculeux !

Parmi les dix malades profondément atteints, deux ont
succombé, dans le service, à la cachexie tuberculeuse.
L'état des huit autres s'est sensiblement amélioré : quatre
d'entre eux sont retournés dans leur village ; les autres
ont été placés au sanatorium d'Alsemberg, par les soins
de l'Assistance publique de Bruxelles.

La grande proportion de tuberculeux relevée parmi les
déportés est d'autant plus significative que ces hommes
sont, pour la plupart, originaires de la région agricole où
la maladie est beaucoup moins répandue que dans les
grands centres urbains Nous avons fait une enquête
concernant l'hérédité de nos pensionnaires et le milieu
familial dans lequel ceux-ci vivaient avant la déportation :
sur cent malades, quatre-vingt-six offrent une hérédité
indemne et ne comptent aucun tuberculeux dans leur entou-
rage immédiat ; quatorze sont hérédo-tuberculeux ou ont
été exposés à la contagion avant leur départ pour le Nord
de la France.

Mais il est certain que cette statistique ne donne
qu'une idée imparfaite des ravages exercés par la tuberculose parmi les déportés belges : nombre de nos compatriotes sont morts pendant la déportation ; quatre mois
après leur départ, onze ouvriers de Hamme avaient déjà
succombé. Sans doute, la tuberculose n'était pas la cause
unique de tous ces décès ; elle y entrait, sans contredit,
pour une large part.

L'adénopathie cervicale qui, depuis la deuxième année
de guerre, se montre si fréquente chez la population indi-
gente autochtone de la capitale, est plutôt rare parmi les

déportés : la proportion ne dépasse pas cinq pour cent. Nous n'avons observé qu'un seul cas d'adénite tuberculeuse abcédée. Il s'agit d'un homme de trente-cinq ans, Van Caneghem, Gustave, de Wetteren ; parti en excellente santé, ce déporté contracte une adénite subaiguë qui ne tarde pas à suppurer ; un médecin allemand pratique l'ouverture de la collection. Quand Van Caneghem arrive à Bruxelles, quelques mois plus tard, il persiste une fistule par laquelle s'écoule une quantité notable de pus, M. le docteur Dordu excise le ganglion ; la guérison est actuellement complète.

Deux déportés, avons-nous dit, ont succombé à l'hôpital Saint-Pierre ; leur autopsie n'a rien relevé de particulier ; dans l'un et l'autre cas, la tuberculose revêtait l'allure chronique, avec prédominance des lésions caséeuses. Mais l'histoire de ces malades comporte quelques détails qui méritent d'être relatés.

Moens, Gérard, de Haeltert, qui est mort à l'hôpital Saint Pierre le 9 juin 1917, a passé cinq semaines à l'infirmerie du Cateau ; il reposait sur des copeaux et n'avait pas de draps de lit. Bien qu'il eût des sueurs profuses, il n'a jamais changé de linge, il n'a pu prendre de bains. La nourriture distribuée à l'infirmerie était exécrable.

Cornélis, Alphonse, d'Alost, est décédé le 15 juin 1917. La lettre ci-dessous, laquelle émane du bourgmestre d'Alost, suffira à mettre en lumière la façon dont ce déporté et les siens ont été traités par l'autorité militaire.

Alost, le 14 octobre 1916.

Monsieur le Commandant,

J'ai l'honneur de vous exposer ce qui suit :

Le nommé Charles Cornélis a, depuis dix-huit mois, perdu quatre enfants. Parmi ceux-ci, il y a un soldat et un autre enfant, qui a succombé cette nuit et qui ne sera inhumé que lundi prochain.

Aujourd'hui son dernier fils est appelé à la réquisition des chômeurs.

Je vous supplie, Monsieur le Commandant, d'examiner ce cas

et de faire le nécessaire pour que ce malheureux père ne soit pas privé de son cinquième enfant.

Je compte sur votre pitié, Monsieur le Commandant, et vous prie d'agréer l'assurance de ma haute estime.

Le Bourgmestre,

Van den Bergh.

Malgré cette supplique émouvante, Adolphe Cornélis a été déporté. On connaît la triste fin de cet enfant de 19 ans.

Quinze cas de pleurésie se sont produits au cours de la déportation ; dans ce nombre, nous comptons onze épanchements séreux et quatre pleurésies purulentes.

Les pleurésies séreuses étaient toutes guéries au moment de l'arrivée à l'hôpital Saint-Pierre. Chez sept malades, la résorption de l'exsudat s'était effectuée spontanément. Quatre malades avaient été traités par la thoracentèse ; Wellekens, Aloïs, d'Erem-Bodegem, a été ponctionné trois fois ; Lory, Alphonse, de Bambrugge, cinq fois.

Les quatre déportés atteints de pleurésie purulente, ont subi la pleurotomie dans les lazarets de campagne. A leur entrée dans notre service, deux d'entre eux étaient complètement guéris ; les autres portaient des fistules intarissables. A notre demande, M. le docteur Dordu pratiqua chez ces derniers une résection costale ; l'opération réussit parfaitement ; ces hommes sont actuellement en parfaite santé : ils ont récupéré leur poids, la pression sanguine s'est relevée, la formule hématique est normale.

Il ne nous a naturellement plus été possible de déterminer la nature bactérienne de l'infection pleurale. L'épreuve radioscopique a établi que les sommets des poumons étaient normaux et qu'il n'existait pas d'adénopathie hilaire.

Un des déportés, atteint de pleurésie purulente, a été particulièrement malmené avant de recevoir les soins qu'exigeait son état. Coppens, Augustin, d'Oordegem, se plaignait, depuis quelques jours, de fièvre, d'oppression, de douleurs vives dans le côté droit. Un matin, il se déclare malade ; on l'arrache de sa litière et on le fait travailler pendant toute la journée, les pieds dans la neige ; les coups de bâton pleuvent sur lui. Le soir, Coppens est exténué ; il est incapable de suivre ses compagnons pour retourner au baraquement ; on le bat de plus belle, mais, cette fois, c'est à coups de crosse. Quelques jours plus tard, on consent enfin à conduire le malade au lazaret de Villers ; là on reconnaît l'existence d'une pleurésie purulente. Coppens est alors transféré à l'hôpital de Mont-Saint-Martin, où il subit la pleurotomie.

Trente-sept Belges ont présenté des atteintes de rhumatisme articulaire aigu pendant la déportation ; trente-quatre d'entre eux n'avaient jamais souffert de rhumatisme avant leur départ pour le nord de la France.

Le froid humide, la fatigue, sont les causes prédisposantes les plus habituelles du rhumatisme articulaire aigu ; on ne s'étonnera donc guère que cette maladie ait frappé près de vingt pour cent de nos compatriotes. Van Roelenbosch, Charles, de Gand, présente un rhumatisme localisé aux genoux, après avoir travaillé pendant plusieurs semaines dans un bois humide. Matthys, Cyrille, contracte la maladie en inhumant des cadavres dans un puits ; De Baets, Henri, en nettoyant des locaux infiltrés d'eau, etc.

Les poussées de rhumatisme paraissent avoir, dans leur ensemble, revêtu une allure plutôt bénigne ; nous ne trouvons aucune trace de complications, aucune sequelle. L'état du cœur et des vaisseaux est sensiblement le même chez les rhumatisants et chez les autres déportés Une exception doit être faite pour Vandevelde, Polydore, de Gavere : cet homme a présenté, au cours de la déportation, une deuxième atteinte de rhumatisme, compliquée d'endocardite mitrale. Quand Vandevelde est arrivé à l'hôpital Saint-Pierre, il a souffert d'une troisième poussée, assez sévère ; la fluxion atteignait les grandes articulations des membres inférieurs ; le signe thyroïdien de Vincent était positif ; le malade avait les symptômes d'une maladie mitrale confirmée.

Le rhumatisme articulaire aigu se traduisant par des signes extérieurs, visibles pour les profanes, cette catégorie de malades a fait l'objet de soins immédiats; les rhumatisants doivent à cette circonstance d'avoir échappé aux brutalités dont tant d'autres ont été les victimes.

Maladies antérieures à la déportation. — On a déporté les hommes sans tenir compte de leur état de santé; un examen médical, même sommaire, eût empêché que des malheureux endurassent de cruelles souffrances et vissent leur santé irréparablement compromise Nous avons déjà parlé des tuberculeux, des porteurs de hernies, nous avons signalé des cas de paralysie infantile, de débilité intellectuelle; il nous reste à relater quelques exemples intéressants de maladies du cœur.

Vercruysse, Achille, de Courtrai, est âgé de 32 ans. En 1913 et 1914, il a souffert d'atteintes successives de rhumatisme articulaire aigu. Au cours de ces atteintes, il s'est développé une lésion mitrale, association d'insuffisance valvulaire et de rétrécissement de l'orifice. A raison de cette affection cardiaque, Vercruysse était un infirme; il était fréquemment en proie à des crises angineuses; le moindre effort provoquait l'essoufflement. C'est dans cet état que notre compatriote est pris par les Allemands. Vercruysse est transporté à Vitterville où on l'emploie à la réparation des routes; il travaille dix et onze heures par jour; comme il répugne à la besogne, on le bat d'importance. Cette situation se prolonge pendant des mois, jusqu'à ce qu'enfin le malade soit soumis à l'examen d'un médecin. A la suite de cet examen, Vercruysse est immédiatement envoyé à l'hôpital de campagne, et, de là, à Bruxelles.

Au moment de son arrivée à la clinique, le malade est cyanosé; la respiration est haletante. Le pouls est petit, dépressible, irrégulier; il présente de fréquentes extra-systoles. La matité du cœur mesure seize centimètres pour le ventricule gauche et cinq pour le ventricule droit. On entend un souffle mitral, pré-systolique et systolique, ainsi qu'un redoublement diastolique. L'oscillomètre de Pachon indique :

P. Mx : 13 ;

P. Mn : 6.

Les bases des poumons offrent une sonorité un peu voilée ; on perçoit à leur niveau de nombreux râles sous-crépitants à bulles moyennes. Le foie et la rate sont légèrement augmentés de volume. Les membres inférieurs sont infiltrés de sérosité.

Les urines sont médiocrement abondantes ; elles contiennent des traces d'albumine et quelques cylindres hyalino-granuleux.

Vercruysse, Achille, de Courtrai. — Urines éliminées en 24 heures.

Juillet 1917.

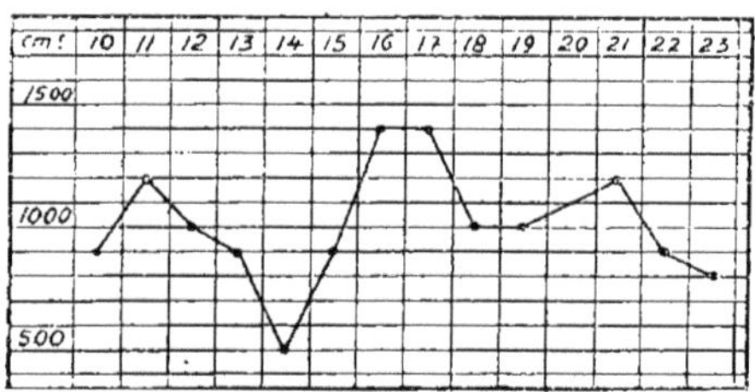

En dépit du régime hypochloruré, malgré l'emploi de la digitale et du strophantus, l'arythmie cardiaque se maintient. Vercruysse présente même une petite poussée rhumatismale, localisée aux poignets ; cette poussée s'accompagne d'une légère fluxion douloureuse du corps thyroïde et d'une leucocytose modérée 11.000).

Le malade quitte l'hôpital après trois mois, sans que son état se soit sensiblement modifié.

Les aortiques sont assez nombreux; tels Vanderstraeten, Alphonse, de Mont-Saint-Amand, Van Steenkiste, Gustave, d'Audenarde. Bien que ces hommes fussent constamment sous la menace des accidents circulatoires les plus graves, ils ont dû fournir un labeur des plus rude; ils ont été battus, maltraités, aussi sont-ils arrivés à l'hôpital Saint-Pierre dans un état de faiblesse extrême.

Un examen sommaire du cœur et du pouls eût permis le diagnostic avant la déportation.

Accidents chirurgicaux.

Un grand nombre de déportés ont souffert d'engelures.

Nous reconnaissons que l'hiver 1916-1917 s'est signalé par une rigueur exceptionnelle. Mais il est certain que l'autorité allemande n'a pris aucune mesure sérieuse pour protéger nos compatriotes contre le froid. Au surplus, ces hommes épuisés, mal nourris, devaient être particulièrement sensibles à l'action des basses températures.

Chez la plupart des Belges, l'engelure s'est limitée au simple érythème pernio : rougeur de la peau, tuméfaction du derme, suivies de désquamation épidermique. Quelques cas ont malheureusement revêtu une allure plus sévère

On se rappelle l'histoire de De Waele, Alfred, de Eyne, qui a perdu les ongles des mains et des pieds, et celle de Roelenbosch, Charles, dont les engelures s'ulcérèrent et occasionnèrent des cicatrices déformantes.

D'Hazeleer, Joseph, d'Alost, un jeune garçon de 19 ans a souffert d'engelures étendues, couvrant complètement les membres supérieurs, le tronc et l'abdomen. Malgré les souffrances atroces qu'il endurait, le malheureux fut obligé de poursuivre son travail Pendant les deux mois qui suivirent l'accident, le poids du malade diminua de 24 kilogs. D'Hazeleer, qui est de grande taille — $1^m.75$—, ne pesait que 51 kilogs lorsqu'il arriva à l'hôpital Saint-Pierre, le 6 mars 1917 !

Roels, Maurice, de Uytbergen, lez Termonde, a eu des engelures ulcérées aux mains et aux genoux et des engelures érythémateuses aux pieds ; il travaillait à Neuville-Saint-Amand où il fut soigné dans une écurie. Quand, le 6 mars 1917, Roels parvint à Bruxelles, les plaies suppuraient abondamment et dégageaient une odeur nauséabonde ; elles n'étaient d'ailleurs recouvertes d'aucun pansement.

On a vu, au début de ce travail, quelles étaient les professions exercées par les ouvriers flamands avant la déportation. L'autorité militaire n'a tenu aucun compte des aptitudes de chacun de nos compatriotes; elle les a indifféremment employés aux travaux les plus divers. On ne s'étonnera donc guère que les accidents de travail aient été d'une fréquence anormale.

Roelenbosch, Charles, de Mont-Saint-Amand, était garçon charcutier : on en a fait un bûcheron (1). En abattant un arbre, Roelenbosch se blesse à la cheville gauche. Faute de soins, la plaie s'infecte, s'ulcère et s'étend rapidement. Après un court séjour à l'hôpital de Stenay, le blessé est transféré à l'hôpital Saint-Pierre. A ce moment, la plaie mesure huit centimètres de hauteur sur quatre de largeur; elle est pâle, atone, recouverte de sanie purulente. Grâce au traitement local et au régime alimentaire, la cicatrisation s'opère en quelques semaines.

Puyckx, Dominique, de Uytbergen, est tisserand ; on l'emploie à abattre des arbres. La chute d'un gros tronc occasionne une plaie de la jambe gauche. Dépourvue de pansement, la plaie s'infecte; le membre s'œdématie et il se développe un phlegmon volumineux, qui est incisé à l'hôpital de Pierrepont. Quand Puyckx est admis dans nos salles, toute la jambe est couverte de plaies atones, à bords décollés, communiquant entre elles par des clapiers profonds; par ces clapiers s'écoule une quantité considérable de pus.

Ampe, Adolphe, de Mont-Saint-Amand, horticulteur, est chargé de forer un puits; il se blesse à la main : l'ongle du médius et les parties molles de la phalange sont complètement arrachés.

Parfois il se produit de véritables mutilations.

Vanden Kerchove, Florimond, de Melsen, est briquetier : on l'oblige à travailler dans une scierie mécanique.

---

(1) Ce n'est pas purement et simplement une contrainte au travail qui a été décrétée, mais bien la contrainte à un travail conforme à l'activité professionnelle de l'intéressé et à sa capacité de production. (Arrêté du 10 juillet 1916.)

(Drs VANDERVELDE et CANTINEAU.)

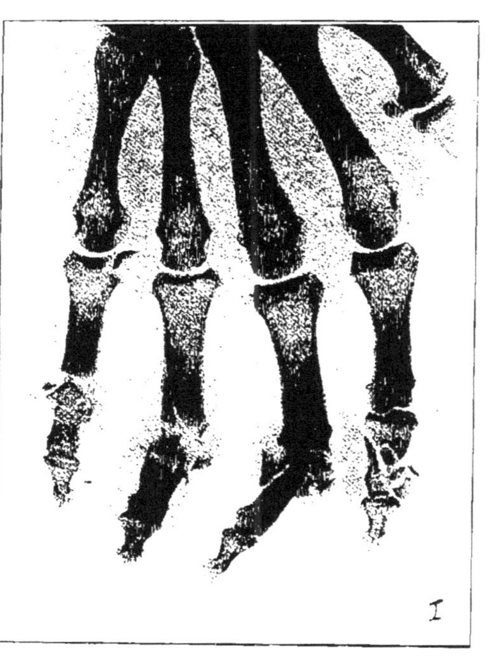

Radiographie I.

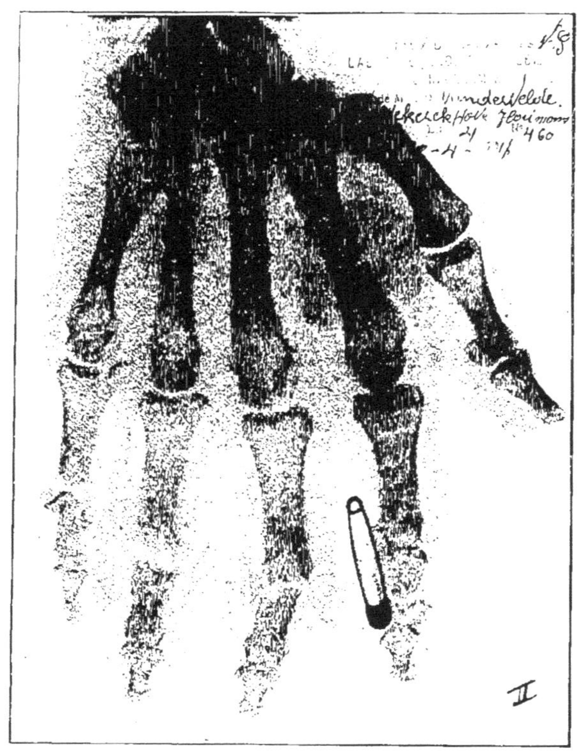

Radiographie II.

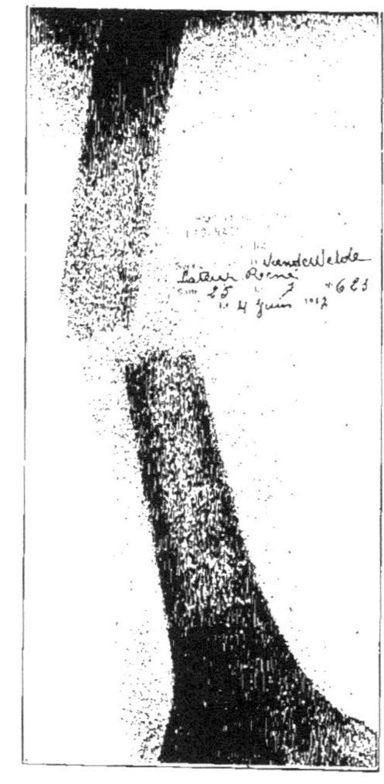

Radiographie III.

Par suite d'une fausse manœuvre, la scie occasionne une plaie de la main gauche avec fracture compliquée de quatre phalanges et destruction des tendons extenseurs ; les esquilles osseuses sont nombreuses (radiographie I). Dans le lazaret de campagne on se contente d'un pansement sommaire. Dès son arrivée à Bruxelles, le blessé est confié à M. le docteur Dordu ; à ce moment, la plaie suppure abondamment et est couverte de fongosités. Notre confrère enlève les esquilles et curette les fongosités. La guérison est obtenue, mais avec ankylose des doigts (radiographie II). La destruction des tendons rend la récupération des mouvements impossible.

Van Steenkiste, Apollinaire, exerçait, à Roubaix, la profession de cordonnier. A Athus, les Allemands l'employent comme débardeur. Tandis qu'il déchargeait un fourgon, Van Steenkiste est blessé à la main, par suite de la chute d'une pierre. Bien que souffrant beaucoup, notre homme doit continuer le travail pendant trois semaines. La plaie se compliquant de gangrène, un chirurgien ampute l'auriculaire. Malgré cette première intervention, l'infection s'étend de plus belle ; on pratique successivement de larges débridements de la main et de l'avant-bras. Cette lamentable histoire finit par l'amputation de l'avant-bras droit...

Latour, René, d'Oosterzeele, un père de famille, âgé de 32 ans, est atteint de fracture compliquée de la cuisse gauche. Un phlegmon se développe autour du foyer de fracture : ce phlegmon est incisé à l'hôpital de Longuyon. La radiographie III en dit long sur la coaptation des fragments.

Rappelons, enfin, l'histoire de Dellaert, Pierre, cet ouvrier gantois qui, plantant des pommes de terre, heurta une grenade à main ; le projectile fit explosion ; notre compatriote eut la main complètement détruite.

Nous avons observé chez les déportés un nombre considérable de phlegmons des membres ; un cinquième de nos malades présentaient encore des suppurations au moment de leur arrivée à l'hôpital Saint-Pierre.

Le mode d'apparition et l'évolution de ces phlegmons ne varient guère : l'inflammation se développe toujours sur un membre œdématié : une excoriation épidermique, une égratignure, une plaie insignifiante sert de voie d'entrée au microbe pathogène. Le surmenage, le régime alimentaire défectueux, l'absence de soins corporels ont, au préalable, débilité l'organisme et annihilé les moyens de défense de celui-ci.

Tous les phlegmons que nous avons vus, avaient été incisés par des médecins allemands : nous pouvons néanmoins apprécier l'étendue de certaines collections en tenant compte des dimensions des plaies opératoires et en notant que les Allemands — on sait que les douleurs des patients les émeuvent peu — ont dû recourir à la narcose générale pour l'incision d'un grand nombre d'abcès.

Les plaies consécutives aux phlegmons étaient pâles, atones ; elles suppuraient abondamment et ne bourgeonnaient guère ; les pansements qui les recouvraient dataient de huit à dix jours et étaient d'une malpropreté repoussante.

Veeckman, Arthur, de Gentbrugge, après cinq mois de déportation, contracte un phlegmon du cou-de-pied droit. Les Allemands pratiquent deux incisions libératrices, puis renvoient le malade en Belgique. A son arrivée dans le service, Veeckman porte, à la région malléolaire externe droite, une plaie oblongue mesurant treize centimètres de hauteur et cinq de largeur. La plaie est profonde ; elle bourgeonne faiblement ; dans le fond, le péroné apparaît dénudé de périoste Au voisinage de la plaie, la peau est rouge, indurée, lardacée. M. le docteur Dordu, par une incision étendue des téguments, donne issue à une quantité notable de pus crémeux. La guérison est obtenue après sept semaines.

Hermans, Hector, de Laerne, porte de nombreuses plaies des membres inférieurs, lesquelles proviennent de phlegmons incisés. La plus grande de ces plaies mesure huit centimètres de hauteur et sept de largeur ; cette plaie siège au tiers moyen de la jambe gauche.

Van Loo, Désiré, de Loo-Christy, présente à la face

interne de la cuisse gauche une plaie mesurant vingt-et-un centimètres de hauteur et onze de largeur. La réparation s'effectuant avec peine, M. le docteur Dordu recourt aux greffes de Reverdin. La cicatrisation complèteexige trois mois.

Chez De Rycke, Théophile, d'Overmeire, les plaies des membres — on en compte cinq — s'accompagnent de larges traînées de lymphangite et d'adénite inguinale. Chez Van Malderen, Armand, de Berlaere, un phlegmon du genou se propage à l'articulation ; l'ankylose fémoro-tibiale est aujourd'hui totale.

Une énumération plus longue serait superflue.

Appendice.

Notre travail ne comporte aucune conclusion ; les faits que nous avons rapportés sont éloquents ; il serait puéril d'y rien ajouter.

Mais il nous paraît que toute injure matérielle ou morale, tout dommage comporte une réparation : nos malheureux compatriotes sont les créanciers de ceux qui les ont torturés. Quand l'heure des règlements de comptes aura sonné, nous ne manquerons pas de livrer aux autorités compétentes les dossiers que nous avons dressés pour chacun de nos malades.

Enfin, nous publions à la suite de ce mémoire quelques renseignements concernant la déportation :

1° Un tableau indiquant la liste des localités habitées par les déportés que nous avons soignés.

2° L'énumération des mesures prises par l'Assistance publique de Bruxelles en faveur des déportés.

3° Des indications concernant la durée moyenne du séjour à l'hôpital Saint-Pierre et les frais d'hospitalisation que ce séjour a occasionnés.

4° Quelques renseignements relatifs à la mortalité survenue parmi les déportés.

5° Quelques affiches et arrêtés relatifs à la déportation. Ces documents complètent ceux que nous avons rapportés au cours de notre travail.

Affiches et arrêtés.

Habillement des travailleurs civils.

Pour assurer l'habillement des travailleurs civils, ils est nécessaire de dresser une liste du stock de vêtements.

Les communes doivent fournir les listes :

a) De toutes les parties d'habillement qui existent encore dans les lieux de ventes publics.

b) De toutes les parties d'habillement qui existent encore chez les particuliers au-dessus du nécessaire.

On fixe par personne, pour le nécessaire : 3 paires de bottines ou souliers; 3 vestons; 3 pantalons; 5 caleçons; 5 chemises et 5 paires de chaussettes.

Les déclarations devront être remises à l'Hôtel de Ville le 5 février 1918, au plus tard.

(Ordre de l'Inspection des Étapes 6.

Mons, le 3 février 1918)

Vêtements pour déportés.

Lorsque les communes ne parviendront pas à trouver dans le commerce les vêtements, chaussures, etc., qu'elles sont invitées à fournir pour les déportés, elles devront s'adresser aux parents d'abord, et ensuite aux personnes aisées, à l'effet de se les procurer.

(Avis et ordres de la Kommandantur d'étape 78.

Mons, 24 décembre 1917.)

Kommandantur d'Étape mobile 290.

Mons, le 9 juin 1917.

Au Bourgmestre de la commune de Mons.

Le jeudi 14-6-17, à 9 heures du matin, aura lieu à Mons une réunion de contrôle pour tous les habitants mâles de la commune de Mons, de 15 à 60 ans, à l'exception de ceux qui travaillent dans l'intérêt de l'armée allemande.

Apporter pour la réunion de contrôle de bonnes chaussures, vêtements, couverture de lit et un couvert.

Il est permis d'apporter aux ouvriers de petits paquets de vivres ou de vêtements. Chaque paquet doit être muni d'une adresse exacte. Ces paquets peuvent être déposés à la caserne de cavalerie.

Celui qui s'absente de la réunion de contrôle sera puni d'arrêt jusque 6 semaines et d'une amende allant jusque 1,000 mks, ou de l'une des deux peines.

Les ouvriers qui se présentent librement au bureau du travail de Mons avant la date sus indiquée, auront tous les avantages qui sont déjà assurés antérieurement à des ouvriers de l'espèce.

VON ZESCHAU.

Sont dispensés de se présenter :

1° Le clergé paroissial ;

2° Les médecins et vétérinaires ;

3° La police en uniforme et les gardes champêtres ;

4° Ceux qui travaillent dans l'intérêt allemand (personnel des charbonnages, usines à phosphates, cimenteries, chemins de fer, arsenaux) ;

5° Les réfugiés français.

Mesures prises par l'Assistance publique de Bruxelles en faveur des d portés.

Nous avons déjà dit que l'Assistance publique avait placé quatre tuberculeux dans son sanatorium d'Alsemberg Cette administration a également permis à quatre malades gravement atteints, mais non tuberculeux, de terminer leur convalescence au refuge de Latour de Freins, à Linkebeek.

En règle générale, tous nos pensionnaires, inquiets du sort de leur famille, réclamaient instamment leur rapatriement. La Flandre étant comprise dans la zone des étapes, l'obtention des passeports exigea d'assez longs délais Pendant cette période d'attente, les déportés guéris furent recueillis par le Comité National de Secours et d'Alimentation, qui les logea dans des habitations privées. Au moment de leur départ, tous les déportés reçurent un équipement complet.

Actuellement (décembre 1917), il ne reste plus que deux déportés à l'hôpital Saint Pierre; l'un est atteint de tumeur cérébrale avec amaurose, l'autre présente des symptômes de pseudotabès hystérique.

On affirme, mais nous n'avons pu vérifier le fait, que plusieurs de nos anciens pensionnaires ont été, dans la suite, déportés à nouveau, et soumis, une deuxième fois, à l'épreuve du travail forcé.

Durée moyenne du séjour à l'hôpital Saint-Pierre.

La plupart des déportés étaient complètement rétablis après un séjour de cinq à six semaines à l'hôpital.

Mais certains déportés ont dû demeurer dans nos salles pendant un laps de temps beaucoup plus long; tel a été le cas des néphritiques, de certains tuberculeux et de quelques sujets portant des plaies étendues. Nous avons dit plus haut que deux malades étaient encore en traitement à l'hôpital en décembre 1917.

En somme, la durée moyenne de séjour s'est élevée à quarante-trois jours, environ. Ce chiffre mérite d'être noté; il entrera en ligne de compte lorsqu'il s'agira de déterminer plus tard le montant des dommages occasionnés par la déportation.

Étant donné le prix réel, actuel de la journée d'entretien, on peut fixer à deux cent et cinquante francs le coût du séjour d'un déporté à l'hôpital Saint-Pierre.

Léthalité.

Parmi les deux cents malades que nous avons soignés, trois ont succombé à l'hôpital Saint-Pierre. Nous avons signalé dans le cours du travail deux morts par tuberculose pulmonaire; le troisième décès est celui de Boury, Constant, d'Estrées (département de la Somme). Boury était un vieillard de soixante-douze ans; il était mourant lorsqu'il arriva à l'hôpital Saint-Pierre, le 12 mai 1917. Cet homme a succombé à la généralisation d'un carcinome primitif du pancréas.

Cette statistique, en apparence favorable, donnerait une idée tout à fait fausse de la mortalité qui a sévi au cours de la déportation. De nombreux Belges sont morts en France. Qu'on se rappelle, à cet égard, la narration de Boelaerdt, Léon, de Hamme, dont le compagnon est mort à Billy, après avoir été roué de coups. On se souviendra aussi des onze décès survenus en quelques jours, parmi les déportés du village de Hamme.

Le taux de mortalité ne pourra être exactement déterminé qu'après la guerre, lorsque tous les civils belges auront été rapatriés.

ANNEXES.

Répartition des déportés d'après leur domicile :

Belgique.

Prov. d'Anvers.	Anvers	1
	Beersse	1
Brabant.	Haren	2
Flandre occid.	Autryve	5
	Avelgem	2
	Beveren	2
	Courtrai	11
	Cuerne	2
	Lauwe	3
	Oedelem	3
	Ruysselede	3
Flandre orient.	Alost	7
	Appels	1
	Audenarde	2
	Bambrugge	2
	Berlaere	1
	Bevere	1
	Bottelaere	1
	Burst	1
	Calcken	1
	Cruyshautem	1
	Denderhautem	2
	Denderwindeke	2
	Destelbergen	2
	Deynze	1
	Dickelvenne	1
	Edelaere	2
	Eecke	1

Flandre orient.	Ecname	2
	Erembodegem	5
	Erpe	1
	Ertvelde	1
	Eyne	1
	Gand	25
	Gavere	2
	Gendbrugge	4
	Grammont	2
	Haeltert	1
	Hamme	7
	Hillegem	1
	Hofstade	1
	Huysse	3
	Kerkxken	1
	Laerne	2
	Lebbeke	2
	Lede	3
	Ledeberg	2
	Leupeghem	1
	Loo-Christy	1
	Lovendegem	1
	Meirelbeke	1
	Meldert	1
	Melsen	1
	Moerzeke	1
	Mont-S-Amand	3
	Munte	1
	Nevele	1

Flandre orient.	Ninove	2	Flandre orient.	Waerschoot	2
	Oordegem.	1		Welle.	1
	Oostacker.	2		Wetteren.	8
	Oosterzeele	1		Wichelen.	3
	Op-Hasselt	1		Wondelgem.	1
	Oultre.	1		Zele	2
	Overboerlaere.	3	Luxembourg.	Arlon.	1
	Peteghem.	2		Chiny.	1
	Ressegem.	1		Florenville	1
	S-Denis-Westrem	1		Fontenoille	1
	Saint-Gilles	3		Ruette	2
	Seevergem	2	Prov. de Namur.	Naninne	1
	Selzaete	1			
	Sleydinge.	1			

France.

	Sottegem.	1	
Somme.	Estrées	1
	Uytbergen.	5	
Pas-de-Calais.	Lens	1
	Volkegem.	1	
Nord.	Roubaix	1
	Vurste	1	
	Tourcoing	1